普通高等教育"十三五"规划教材
全国高等医药院校规划教材
配套实验与学习指导系列

局部解剖学实验与学习指导

刘津平 ⊙ 主编

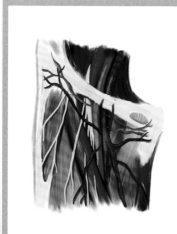
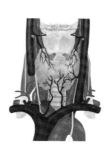
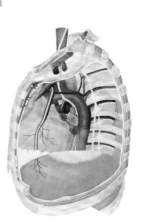

清華大学出版社
北 京

内 容 简 介

本书包括14项实验,每项实验对体表标志、皮肤切口、具体的解剖操作以及相关解剖结构进行了描述,每一实验的最后是根据本实验重点布置的学生绘图作业。本书中的绘图是编者根据学生的作业进行修改整理而成,为学生实际操作提供了合理有效的参考依据,同时全书还附有复习要点以供学生复习参考。全书内容符合教学性、科学性和实用性,可供全国各医学院校相关专业学生使用。

图书在版编目(CIP)数据

局部解剖学实验与学习指导 / 刘津平主编. —北京: 清华大学出版社,2018
(普通高等教育"十三五"规划教材·全国高等医药院校规划教材配套实验与学习指导系列)
ISBN 978-7-302-51074-1

Ⅰ.①局⋯ Ⅱ.①刘⋯ Ⅲ.①局部解剖学-实验-医学院校-教学参考资料 Ⅳ.①R323-33

中国版本图书馆CIP数据核字(2018)第195649号

责任编辑:李 君 王 华
封面设计:罗超霖
责任校对:刘玉霞
责任印制:宋 林

出版发行:清华大学出版社
    网 址:http://www.tup.com.cn, http://www.wqbook.com
    地 址:北京清华大学学研大厦A座   邮 编:100084
    社 总 机:010-62770175   邮 购:010-62786544
    投稿与读者服务:010-62776969, c-service@tup.tsinghua.edu.cn
    质量反馈:010-62772015, zhiliang@tup.tsinghua.edu.cn
印 装 者:北京亿浓世纪彩色印刷有限公司
经 销:全国新华书店
开 本:185mm×260mm   印 张:9.5   字 数:196千字
版 次:2018年9月第1版   印 次:2018年9月第1次印刷
定 价:98.00元

产品编号:073734-01

前 言
Foreword

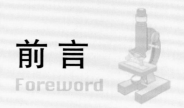

  局部解剖学是医学生成长为合格医生所必修的课程之一。通过亲自对大体标本的解剖操作，从皮肤、浅筋膜、深筋膜、肌肉、血管、神经到胸腹腔的脏器……由浅入深地切开、剥离，对各脏器位置、形态、结构进行细致观察，是比任何文字、图片、3D动画都要真实的体验，是医学生熟悉并掌握人体具体结构的最有效途径。

  人体结构复杂，课程学习中在有限的时间内充分高效地利用标本，探究、学习更多的解剖学知识，需要有条理、按层次且细致精确的解剖操作。《局部解剖学实验与学习指导》，是根据清华大学医学实验班的局部解剖学课程安排进行编写，主要内容包括每次课程中的解剖操作步骤，以及相关解剖结构的简要描述。每一实验的最后是根据本节重点布置的学生绘图作业，本书中的绘图由编者根据学生的作业进行修改整理而成。

  感谢张晓东、黄卉两位老师在本书的编写工作中所作出的贡献。

刘津平

2018 年 5 月

解剖实验室规章制度

为了加强解剖实验室管理，有效合理地利用教学资源，保证教学秩序，更好地完成教学任务，特制定相关规章制度（暂行），望全体师生遵照执行。

1．局部解剖实验室仅于教学日 13：30—21：30 时使用，其他时间不开放。

2．未经同意，不得接受记者进入实验室采访或拍照；学生不准私自带领其他人员进入实验室参观；不准外来人员（包括捐献者的家属、亲友）私自进入实验室；不得接受外单位学生（或人员）及本校其他院系学生（或人员）前来实验室实习。

3．学生在实习期间必须尊重尸体、爱护标本，实习时应严肃认真，严禁以尸体或标本开玩笑；不准在实验室内大声喧哗，保持实验室安静。

4．所有进入实验室的同学必须衣着整洁，身穿白大衣，不准穿拖鞋、短衣、短裤进入实验室；保管好手术器械，损坏或丢失需按价赔偿。

5．学生在实习期间，不准擅自将解剖标本（包括骨骼）带出实验室；不准对尸体或标本进行拍照（尤其是头面部照片）。

6．解剖尸体时产生的组织碎块、碎屑不准随意丢弃，应放置在专用收集袋中，统一火化处理。

7．每次实习结束后，应及时打扫卫生，保持实验室内清洁整齐；最后离开实验室的同学应关掉所有的照明灯和水龙头。

8．实验指导教师应认真负责、坚守岗位，精心指导学生实习，解答学生学习中的各种问题，并随时检查学生实习情况及规章制度的执行等情况。

清华大学医学院解剖实验室

2011 年 9 月

目 录
Contents

绪　　论

　　局部解剖学（topographic anatomy）是按照人体的局部分区，研究各区域内的结构与器官的位置、形态、毗邻、层次关系及临床应用的科学。

　　局部解剖学是解剖学的重要组成部分。在学习系统解剖学的基础上，通过实地尸体解剖和观察，进一步学习解剖学知识，为下一步学习临床课程和进行临床实践打下良好的基础。

一、人体的分部和层次

　　人体可分为头、颈、躯干（包括背部、胸部、腹部、盆部与会阴）、上肢和下肢5个部分。

　　解剖层次由浅至深分别为皮肤（skin）、浅筋膜（superficial fascia）、深筋膜（deep fascia）、肌（muscle）、血管（blood vessel）、淋巴管与淋巴结（lymphatic vessel and lymph node）、神经（nerve）、骨与骨连结（bone and joint）等。

　　四肢以骨骼为支架，肌或肌腱跨越关节附着于骨，浅筋膜位于皮下，深筋膜包裹着肌肉。头颈与躯干的基本结构大致相同，均由皮肤、浅筋膜、深筋膜、肌、骨等共同构成腔或管，容纳并保护中枢神经、感觉器官、心血管和内脏器官等。除角膜等少数结构外，全身各部均有血管、淋巴管和神经分布。

二、解剖器械

　　局部解剖操作中常用的器械有解剖刀（scalpel）、解剖镊（forceps）、解剖剪（scissors）、血管钳（hemostat）等（图0-1）。

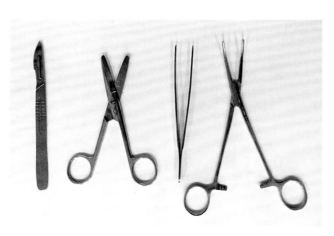

图 0-1　常用解剖器械

解剖刀：刀刃用于切开皮肤、切断肌和其他软组织；刀尖用于修净血管和神经；刀柄用于钝性分离组织等。

解剖剪：用于剪开、分离组织和修净血管等。

解剖镊：分为齿镊和无齿镊。齿镊用于夹持皮肤或较坚韧的结构；无齿镊用于夹持血管、神经和肌等软组织。

血管钳：用于分离软组织及血管、神经等；也可用于钳夹肌腱、韧带和皮肤等，牵拉固定。

三、解剖操作注意事项

（1）局部解剖操作之前，应预习教材、图谱及参考书。

（2）局部解剖操作时，注意由浅入深，层次清楚，结构清晰，主次分明。

（3）勤于动手，善于观察，理论联系实际，充分利用尸体；分工明确，相互配合，协作有序。

（4）解剖操作结束时，要有回顾和总结，并做好整理工作。

实验一：股前区、股内侧区

一、尸位及体表标志

尸体仰卧位，辨认髂前上棘（anterior superior iliac spine），耻骨结节（pubic tubercle），股骨内、外侧髁（medial and lateral condyle of femur），髌骨（patella），髌韧带（patellar ligament）及胫骨粗隆（tibial tuberosity）等体表标志。

二、皮肤切口

见图 1-1。

（1）从髂前上棘沿腹股沟做一斜行切口至耻骨结节；

（2）经胫骨粗隆水平做一横行切口，两端分别达小腿内、外侧面；

（3）在两条水平切口之间，沿大腿前面正中做一纵切口，将皮肤向两侧翻起。

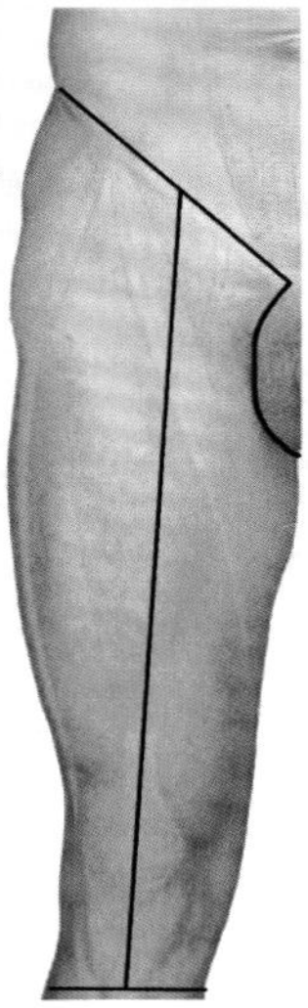

图 1-1 皮肤切口

三、解剖操作

1. 解剖浅筋膜及其内的结构

（1）解剖浅筋膜：浅筋膜中富含脂肪。腹股沟区域的浅筋膜分为两层：浅层的脂肪层与腹前壁下部的脂肪层（Camper 筋膜）相延续；深层的膜性层与腹前壁下部的膜性层（Scarpa 筋膜）相延续。膜性层在腹股沟韧带下方 1～2 cm 处与股部深筋膜（阔筋膜）相融合。

（2）解剖浅筋膜内的结构：浅筋膜内有皮神经、浅血管、浅淋巴管和浅淋巴结分布。

1）皮神经：在皮神经穿出深筋膜部位寻找、辨认皮神经，不必全部修净。如浅筋膜较厚，可用镊子将浅筋膜从深筋膜上钝性剥离，在剥离过程中即可见到皮神经穿出深筋膜的部位，然后在浅筋膜中分离寻找下列皮神经：①股外侧皮神经（lateral femoral cutaneous nerve）：在髂前上棘下方 5～10 cm 处穿深筋膜浅出；②股神经前皮支和内侧皮支（anterior and medial cutaneous branches of femoral nerve）：分别在大腿前面和大腿内侧的脂肪组织中；③闭孔神经皮支（cutaneous branches of obturator nerve）：分布在大腿内侧上部的脂肪组织中；④隐神经（saphenous nerve）：股骨内侧髁后缘处与大隐静脉相伴行。

2）大隐静脉（great saphenous vein）及其属支：于股骨内侧髁后缘处脂肪组织内找到大隐静脉，向上追踪大隐静脉至耻骨结节外下方 3～4 cm 穿深筋膜处，可见隐静脉裂孔（saphenous hiatus），有筛筋膜（cribriform fascia）覆盖。

用镊子将大隐静脉近侧端稍提起，在附近寻找汇入大隐静脉的 5 条属支：①腹壁浅静脉（superficial epigastric vein）：来自腹前壁下部浅层；②旋髂浅静脉（superficial iliac circumflex vein）：来自髂前上棘附近；③阴部外静脉（external pudendal vein）：来自外生殖器；④股外侧浅静脉（superficial lateral femoral vein）：来自股前区外侧部；⑤股内侧浅静脉（superficial medial femoral vein）：来自股前区内侧部。

观察大隐静脉的 5 条属支。纵行切开大隐静脉近侧段，除去血凝块，观察其内的静脉瓣。静脉瓣多位于静脉属支入口处，两瓣相对，呈袋状。

3）腹股沟浅淋巴结（superficial inguinal lymph nodes）：淋巴结呈 T 形排列，分为上、下两群：上群或水平群，2～6 个淋巴结，位于腹股沟韧带下 Scarpa 筋膜附着线的下方；下群或垂直群，2～7 个淋巴结，在大隐静脉末段两旁纵行排列。

2. 解剖深筋膜　保留大隐静脉主干及其重要属支和皮神经，清除浅筋膜，暴露深筋膜。

阔筋膜（fascia lata）：大腿的深筋膜，坚韧、致密。

阔筋膜内侧部薄，形成筛筋膜（cribriform fascia）。筛筋膜为覆盖隐静脉裂孔的多孔疏松结缔组织膜，有大隐静脉及其属支穿过并注入股静脉。观察后可用镊子清除筛筋膜，显示隐静脉裂孔。

隐静脉裂孔（saphenous hiatus），又称卵圆孔（fossa ovalis），位于腹股沟韧带中、内 1/3 交界处下方，为阔筋膜上的卵圆形孔裂，约 3 cm 长、1.5 cm 宽。隐静脉裂孔的外侧缘锐利，呈镰刀状，称镰状缘（falciform margin）。股疝经此处凸出。

阔筋膜外侧部增厚，形成髂胫束（iliotibial tract），起自髂嵴，止于胫骨外侧髁。髂胫束上部分为两层，纵行切开，可见包于其中的阔筋膜张肌（tensor fasciae latae）；下部纵行纤维增厚呈扁带状，与臀大肌肌腱纤维相延续。

3. 解剖股前群肌　沿腹股沟韧带下缘 1 cm 处小心地与韧带平行切开阔筋膜，再沿中线将其切开。用刀柄将阔筋膜与肌分离，翻向内、外侧，观察缝匠肌和股四头肌。二者均由股神经支配。

缝匠肌（sartorius muscle）：自髂前上棘向内下，斜越大腿前面至膝内侧，呈带状。

股四头肌（quadriceps femoris muscle）：在正中线稍偏外侧的纵行羽状肌为股直肌（rectus femoris）；提起股直肌，可见其深面的股中间肌（vastus intermedius）；在股前外侧部，形成膝上外侧隆凸的为股外侧肌（vastus lateralis），其纤维斜行向内下；位于股前内侧部，形成膝上内侧隆起的为股内侧肌（vastus medialis），其纤维行向外下方。股四头肌汇合成一个强大的肌腱，包绕髌骨，并向下延伸为髌韧带（patellar ligament），止于胫骨粗隆。

4. **确认肌腔隙和血管腔隙**　位于腹股沟韧带和髋骨之间的腔隙，称腹股沟后隙（retroinguinal space），被髂耻弓（iliopectineal arch）分隔为外侧的肌腔隙和内侧的血管腔隙。

肌腔隙（lacuna musculorum）：前界为腹股沟韧带外侧部，后外界为髂骨，内侧界为髂耻弓。有髂腰肌、股神经和股外侧皮神经通过。

血管腔隙（lacuna vasorum）：前界为腹股沟韧带内侧部；后界为耻骨肌筋膜及耻骨梳韧带（pectineal ligament）；内侧界为腔隙韧带（lacunar ligament）（又称陷窝韧带）；外界为髂耻弓。有股鞘及其包含的股动脉、股静脉、股管、生殖股神经股支和淋巴管通过。

5. **解剖股鞘**

（1）股鞘（femoral sheath）为包绕股血管上端的漏斗形筋膜鞘，位于腹股沟韧带后方，约 4 cm 长。漏斗开口向上朝向腹腔，前壁由腹横筋膜（fascia transversalis）构成，后壁由髂筋膜（iliac fascia）构成。股鞘被两个前后方向的纤维隔分为 3 个腔：外侧腔容纳股动脉（femoral artery）；中间腔容纳股静脉（femoral vein）；内侧腔最小，又称为股管（femoral canal），内有淋巴结、淋巴管和少量疏松结缔组织。股管与股疝的发生有关。

（2）股管（femoral canal）呈锥形，1～2 cm 长，从上向下管腔迅速变小，下端闭锁。上端即上口，称为股环（femoral ring），被称为股环隔（femoral septum）的薄层疏松结缔组织覆盖。用小指尖确认股环的边界：前面为腹股沟韧带（inguinal ligament）；内侧为腔隙韧带（lacunar ligament）（又称陷窝韧带）；后面为耻骨上支前方的耻骨梳韧带（pectineal ligament）；外侧为股静脉内侧的纤维隔。

6. **解剖股三角**　股三角（femoral triangle）的边界：上界为腹股沟韧带，外侧界为缝匠肌内侧缘，内侧界为长收肌内侧缘。股三角内，股动脉居中，其外侧为股神经，内侧为股静脉。

（1）清理股动脉（femoral artery）及股三角内股动脉的分支：在腹股沟韧带下方，股动脉发出 3 条浅动脉：旋髂浅动脉（superficial iliac circumflex artery）、腹壁浅动脉（superficial epigastric artery）和浅阴部外动脉（superficial external pudendal artery）。

股动脉向深部发出最大的分支股深动脉（profunda femoris artery or deep femoral artery）。

股深动脉与股动脉走向相同，但位置较深，在距腹股沟韧带下 3～5 cm 处起自股动脉主干后外侧壁，经耻骨肌表面下行潜入长收肌深面。沿着股深动脉本干向下分离清理，沿短收肌与大收肌止点，寻找股深动脉向深面发出的 3～4 支穿动脉（perforating arteries），观察其穿短收肌与大收肌至大腿后部的情况。

旋股外侧动脉（lateral femoral circumflex artery）：多从股深动脉外侧壁发出，有时直接发自股动脉，在股神经的分支之间向外走行。

旋股内侧动脉（medial femoral circumflex artery）：从股深动脉内侧壁发出，有时直接发自股动脉，为较小的分支，穿过股三角底，在腰肌和耻骨肌之间向后走行。

（2）解剖股静脉（femoral vein）：清理位于股动脉内侧的股静脉。寻找沿股静脉近段排列的，位于结缔组织中的，3～4 个腹股沟深淋巴结（deep inguinal lymph nodes）。

（3）解剖股神经（femoral nerve）：在股动脉外侧，腹股沟韧带下方，纵行切开髂肌表面的筋膜，暴露股神经。股神经在腹股沟韧带下方发出数条肌支和皮支。股神经最长的分支是隐神经（saphenous nerve），在收肌管内伴股动脉走行。

7. **解剖收肌管**　收肌管（canales subsartorialis）是股三角通向腘窝的通道，位于缝匠肌深面，大收肌和股内侧肌之间。横断面呈三角形，前壁为股内侧肌与长收肌、大收肌之间的收肌腱板（adductor lamina）；外侧壁为股内侧肌；后壁为长收肌和大收肌。收肌管的上口与股三角尖相通，下口为收肌腱裂孔（adductor hiatus），通腘窝上角。

在大腿中部游离并切断缝匠肌，向下翻开，划开收肌腱纤维板，观察收肌管内容物，包括股神经发出的股内侧肌支和隐神经、股动脉、股静脉。股动脉、股静脉经收肌腱裂孔进入腘窝。隐神经（saphenous nerve）与股动脉发出的膝降动脉（descending genicular artery）伴行，在收肌管下端穿大收肌腱板，经股薄肌与缝匠肌之间浅出，分布于膝内侧皮肤。

8. **解剖股内侧肌群及闭孔神经和血管**　清除大腿内侧的深筋膜显露内收肌群。从外侧至内侧清理并观察耻骨肌（pectineus muscle）、长收肌（adductor longus muscle）和股薄肌（gracilis muscle）。切断长收肌的起始部并翻开，可见深面较短小的短收肌（adductor brevis muscle）和位于长、短收肌深面的大收肌（adductor magnus muscle）。

闭孔神经（obturator nerve）分为前、后两支：前支在长收肌与短收肌之间走行，分支至长收肌、短收肌、股薄肌及股内侧区皮肤；后支在短收肌与大收肌之间走行，分支至闭孔外肌和大收肌。

切断、翻开短收肌显露大收肌，观察与闭孔神经伴行的闭孔动脉（obturator artery）和闭孔静脉（obturator vein）。

复习要点

1. 股前区皮神经的位置和分布。
2. 阔筋膜的位置，以及形成的结构。
3. 大腿前群各肌的起止、功能、神经支配和血液供应。
4. 肌腔隙和血管腔隙的位置及内容。
5. 股管的位置及内容，股环的边界。
6. 股三角的边界及内容。
7. 收肌管的位置及内容。
8. 大腿内侧群各肌的起止、功能、神经支配和血液供应。
9. 大隐静脉的起止、行程和属支。

大隐静脉及其属支（图1-2）

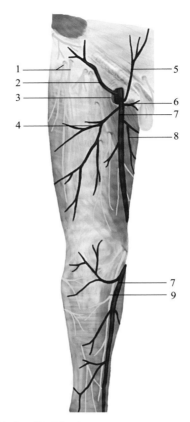

图 1-2　大隐静脉及其属支（great saphenous vein and its tributaries）

1．股外侧皮神经（lateral femoral cutaneous nerve）；2．旋髂浅静脉（superficial iliac circumflex iliac vein）；

3．隐静脉裂孔（卵圆孔）[saphenous opening (fossa ovalis)]；4．股外侧浅静脉（superficial lateral femoral vein）；

5．腹壁浅静脉（superficial epigastric vein）；6．阴部外静脉（superficial external pudendal vein）；

7．大隐静脉（great saphenous vein）；8．股内侧浅静脉（superficial medial femoral vein）；

9．隐神经（saphenous nerve）

（范嘉雯　刘津平）

股三角（图 1-3）

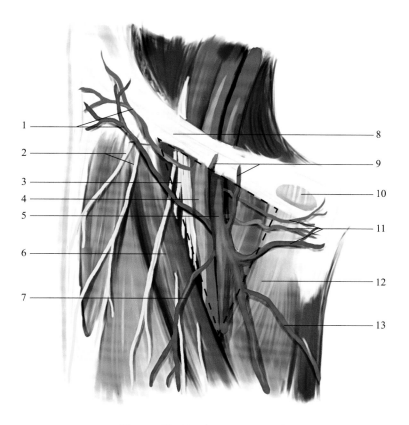

图 1-3　股三角（femoral triangle）

1．旋髂浅血管（superficial iliac circumflex vessels）；2．股外侧皮神经（lateral femoral cutaneous nerve）；
3．股神经（femoral nerve）；4．股动脉（femoral artery）；5．股静脉（femoral vein）；
6．缝匠肌（sartorius muscle）；7．股外侧浅静脉（superficial lateral femoral vein）；
8．腹股沟韧带（inguinal ligament）；9．腹壁浅血管（superficial epigastric vessels）；
10．腹股沟管浅环（superficial inguinal ring）；11．阴部外血管（superficial external pudendal vessels）；
12．长收肌（adductor longus muscle）；13．股内侧浅静脉（superficial medial femoral vein）

（陈　浩　刘津平）

实验二：小腿前外侧及足背

一、尸位及体表标志

尸体仰卧位，辨认胫骨内、外侧髁（medial and lateral condyle of tibia），腓骨头（fibular head）、髌韧带（patellar ligament），胫骨粗隆（tibial tuberosity），胫骨前缘，内踝（medial malleolus）及外踝（lateral malleolus）等体表标志。

二、皮肤切口

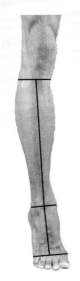

见图 2-1。

（1）从内踝至外踝做一横切口；

（2）从蹬趾根部内侧缘横行切开至小趾根部外侧缘；

（3）经胫骨粗隆水平做一横行切口，两端分别达小腿内外侧面；

（4）从胫骨粗隆沿小腿前面纵行切开，过踝部中线至第 3 趾末端，将皮瓣翻向两侧，注意勿损伤浅筋膜内的皮神经和浅血管。

三、解剖操作

图 2-1　皮肤切口

1. **解剖浅筋膜内结构**　足背静脉弓（dorsal venous arch of foot）横跨跖骨的前部，内侧端注入大隐静脉（great saphenous vein）起始处。向上追踪大隐静脉至胫骨内侧缘，可见与之相伴行的隐神经（saphenous nerve），追踪隐神经至踝部。足背静脉弓至足的外侧缘，注入小隐静脉（small saphenous vein）起始处。追踪小隐静脉至外踝的后下方，找出与之伴行的腓肠神经（sural nerve）。大隐静脉与小隐静脉之间通过交通支相互吻合，通过穿支与深静脉形成广泛的吻合。

在小腿中、下 1/3 交界处腓骨内侧，腓浅神经（superficial peroneal nerve）穿出深筋膜，向下分为内、外两支，足背内侧皮神经（medial dorsal cutaneous nerve）和足背中间皮神经（intermediate dorsal cutaneous nerve），追踪这些分支，至脚趾。

分离第 1、2 趾之间的浅筋膜，腓深神经（deep peroneal nerve）的皮支穿出深筋膜，分布于 1、2 趾的相对缘。在足背外侧缘，寻找腓肠神经的终支足背外侧皮神经（lateral dorsal cutaneous nerve）。

2. 解剖深筋膜 修整在小腿下部及踝关节上、下方，由深筋膜增厚形成的伸肌上支持带、伸肌下支持带、腓骨肌上支持带和腓骨肌下支持带。

伸肌上支持带（superior extensor retinaculum），又称小腿横韧带，位于踝关节前上方，呈宽带状，连于胫骨、腓骨下端之间。其深面有两个间隙：内侧间隙有胫骨前肌腱、胫前血管和腓深神经通过；外侧间隙有踇长伸肌腱、趾长伸肌腱和第 3 腓骨肌通过。

伸肌下支持带（inferior extensor retinaculum），又称小腿十字韧带，位于踝关节前方和足背，呈横置的 Y 字形，外侧端附着于跟骨外侧面，内侧端分为上、下两束，分别附着于内踝和足的内侧缘。其深面形成 3 个骨纤维管：内侧管有胫骨前肌腱；中间管有踇长伸肌腱、足背动静脉和腓深神经；外侧管有趾长伸肌腱和第 3 腓骨肌通过。

腓骨肌上支持带（superior peroneal retinaculum），连于外踝后缘与跟骨外侧面的上部。

腓骨肌下支持带（inferior peroneal retinaculum），前端与伸肌下支持带相连，后端止于跟骨前部的外侧面。

3. 解剖小腿前面深层结构 在小腿下 2/3 纵行切开深筋膜，观察通过踝前方的结构。从内向外依次：胫骨前肌、踇长伸肌、胫前血管、腓深神经和趾长伸肌，外下方为第 3 腓骨肌。

（1）分离各肌，向上追踪至各肌起点，向下追踪至各肌止点，至少追踪至趾背。①胫骨前肌（tibialis anterior muscle），起自胫骨上半外侧面，止于内侧楔骨及第 1 跖骨底；②踇长伸肌（extensor hallucis longus muscle），起自腓骨内侧面中段及骨间膜，止于踇趾远节趾骨底；③趾长伸肌（extensor digitorum longus muscle），起自胫骨上端、腓骨前面及骨间膜，止于第 2～5 趾的趾背腱膜；④第 3 腓骨肌（peroneus tertius muscle），起自腓骨下 1/3 前面及骨间膜，止于第 5 跖骨底背面。

（2）分开胫骨前肌和趾长伸肌，两者之间的血管神经束即胫前动脉（anterior tibial artery）及其伴行静脉和腓深神经（deep peroneal nerve）。追踪胫前动脉和腓深神经，可见它们前方有踇长伸肌跨过。

在小腿前面，胫前动脉发出分支：①胫前返动脉（anterior tibial recurrent artery）：在胫骨外侧髁下方，切断胫骨前肌起始处，可找到；②内踝前动脉（medial anterior malleolar artery）：在内踝前方分支；③外踝前动脉（lateral anterior malleolar artery）：向外踝走行；④肌支（muscular branches）：分布至邻近肌肉。

（3）寻找腓动脉（peroneal artery）穿支，自小腿骨间膜向前穿出，在腓骨下端与胫前动脉吻合。这些穿支可以很粗大，甚至完全替代足背动脉（dorsalis pedis artery）。

4. 解剖小腿外侧面深层结构　纵行切开覆盖腓骨肌的深筋膜，分离腓骨长肌（peroneus longus muscle）与腓骨短肌（peroneus brevis muscle）。腓骨短肌在腓骨长肌的深面，起自腓骨外侧面下 1/3，追踪腓骨短肌腱至其附着点，第 5 跖骨粗隆。腓骨长肌起自腓骨外侧面上 2/3，绕骰骨进入足底。

切断腓骨长肌上部，寻找腓总神经（common peroneal nerve），其绕腓骨颈外侧分成 3 个分支：①胫前返神经（anterior tibial recurrent nerve）：与胫前返动脉伴行；②腓浅神经（superficial peroneal nerve）：在腓骨长、短肌之间下行，支配两肌，观察肌支入肌肉的部位，向下追踪，腓浅神经于小腿前外侧中、下 1/3 交界处穿出深筋膜；③腓深神经（deep peroneal nerve）：穿趾长伸肌起始处，伴随胫前动脉下行到达踝部。

5. 解剖足背深层结构　分离踇长伸肌腱和趾长伸肌腱，辨认其深面的踇短伸肌（extensor hallucis brevis muscle）和趾短伸肌（extensor digitorum brevis muscle）。踇短伸肌起自跟骨背面，止于踇趾近节趾骨底。趾短伸肌起自跟骨背面，走向 2～4 趾。

足背动脉（dorsal artery of foot, dorsalis pedis artery）是胫前动脉在足部的延续，与腓深神经伴行，经第 1 跖骨间隙转向足底，发出跗内、外侧动脉（medial and lateral tarsal arteries）和弓状动脉（arcuate artery）。弓状动脉跨过跖骨底向外侧走行，发出 3 支跖背动脉（dorsal metatarsal artery），分布于跖骨间隙（除第 1 跖骨间隙外）。每条跖背动脉分为 2 支趾背动脉（dorsal digital artery），分布于 2～5 趾相对缘。足背动脉的两终支为足底深动脉（deep plantar artery）和第 1 跖背动脉（first dorsal metatarsal artery）。

6. 解剖膝前区　在皮肤与髌韧带之间有一髌前皮下囊（subcutaneous prepatellar bursa）。

深层结构：膝外侧部有髂胫束（iliotibial tract）；内侧部有缝匠肌腱、股薄肌腱和半腱肌腱共同形成的鹅足（pes anserinus），其深面有一较大的滑膜囊称鹅足囊（anserine bursa）；中间部为股四头肌腱，附着于髌骨，延续为髌韧带（patellar ligament），止于胫骨粗隆。股四头肌腱与股骨之间有一大滑膜囊，称髌上囊（suprapatellar bursa），其多与关节腔相通，当关节腔积液时，可出现浮髌感。

7. 解剖膝关节　膝关节（knee joint）由股骨内、外侧髁，髌骨和胫骨内、外侧髁组成。辅助结构主要有：

（1）韧带

1）囊外韧带：胫侧副韧带、腓侧副韧带、髌韧带、髌支持带和腘斜韧带。

胫侧副韧带（tibial collateral ligament）：起自股骨收肌结节下方，止于胫骨内侧髁及胫骨体上端的内侧面，与关节囊、内侧半月板紧密相连。

腓侧副韧带（fibular collateral ligament）：起自股骨外上髁，止于腓骨头外下方，不与关节囊相连。

2）打开膝关节腔，可见囊内有前、后交叉韧带和膝横韧带。前交叉韧带（anterior cruciate ligament）：起自胫骨髁间隆起前部和内、外侧半月板前角，斜向后外止于股骨外侧髁内侧面。伸膝时，前交叉韧带紧张，可防止胫骨过度向前移位。后交叉韧带（posterior cruciate ligament）：起自胫骨髁间隆起后部和外侧半月板后角，斜向前内上，止于股骨内侧髁外侧面。屈膝时，后交叉韧带紧张，可防止胫骨过度向后移位。

（2）半月板：由纤维软骨构成，位于股骨内、外侧髁和胫骨内、外侧髁之间。

1）外侧半月板（lateral meniscus）：较小，略呈圆形，其外缘与腓侧副韧带之间隔有腘肌腱；

2）内侧半月板（medial meniscus）：较大，呈 C 形，其外缘与胫侧副韧带紧密相连。

（3）滑膜囊、滑膜襞和脂肪垫

1）部分滑膜向关节囊外突出，形成滑膜囊（synovial bursa），如髌上囊；

2）部分滑膜突向关节腔，形成滑膜襞（synovial fold），如髌上滑膜襞、髌内侧滑膜襞、髌下滑膜襞；

3）脂肪垫：滑膜与关节囊纤维层之间的脂肪组织，主要填充于关节面不相适应的空隙内，如位于髌骨两侧向上伸展的翼状襞（alar folds）。

复习要点

1．小腿前群各肌的起止、功能、神经支配和血液供应。
2．小腿外侧群各肌的起止、功能、神经支配和血液供应。
3．伸肌上支持带的位置，以及其深面的结构。
4．伸肌下支持带的位置，以及其深面的结构。
5．膝关节的构成、辅助结构和运动。

伸肌上、下支持带深面的结构（图 2-2）

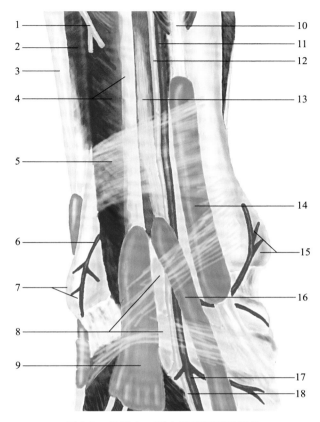

图 2-2　伸肌上、下支持带深面的结构
（structures under superior and inferior extensor retinaculum of foot）

1．腓浅神经（superficial peroneal nerve）；2．腓骨短肌（peroneus brevis muscle）；
3．腓骨长肌腱（peroneus longus tendon）；4．趾长伸肌及其肌腱（extensor digitorum longus muscle and tendon）；
5．伸肌上支持带（superior extensor retinaculum）；6．腓动脉穿支（perforating branch of peroneal artery）；
7．外踝和外踝前动脉（lateral malleolus and lateral anterior malleolar artery）；8．伸肌下支持带（inferior extensor retinaculum）；
9．趾长伸肌腱鞘（tendinous sheath of extensor digitorum longus）；10．胫骨前肌腱（anterior tibial tendon）；
11．胫前动脉（anterior tibial artery）；12．腓深神经（deep peroneal nerve）；
13．踇长伸肌腱（extensor halluces longus tendon）；14．胫骨前肌腱鞘（tendinous sheath of tibialis anterior）；
15．内踝和内踝前动脉（medial malleolus and anterior medial malleolar artery）；
16．踇长伸肌腱鞘（tendinous sheath of extensor halluces longus）；17．足背动脉（dorsal artery of foot）；
18．腓深神经内侧支（medial branch of deep peroneal nerve）

（张宗慕雨　刘津平）

实验三：臀部及股后区

一、尸位及体表标志

尸体俯卧位，辨认髂前上棘（anterior superior iliac spine）、髂嵴（iliac crest）、髂结节（tubercle of iliac crest）、髂后上棘（posterior superior iliac spine）、尾骨尖（apex of coccyx）、坐骨结节（ischial tuberosity）及股骨大转子（greater trochanter）等体表标志。

二、皮肤切口

见图 3-1。

（1）从髂前上棘沿髂嵴做一弓形切口至髂后上棘，再沿骶部正中线切至尾骨尖；

（2）自尾骨尖向外侧沿臀沟做一弧形切口至臀区外侧面，将臀部皮瓣向外侧翻起；

（3）在腘窝下方（相当于胫骨粗隆水平）做一横切口，与股前区已做的胫骨粗隆水平横切口相连接；

（4）沿股后正中线，做纵行切口连接切口（2）和（3），将皮肤翻向两侧。

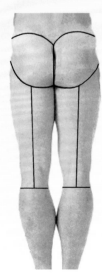

图 3-1　皮肤切口

臀部皮肤厚韧，与筋膜连接紧密，易连同筋膜一起翻起，要注意确认皮肤的厚度，注意避免损伤筋膜中的血管和神经。

三、解剖操作

1. **解剖浅筋膜内的结构**　臀区皮下组织纤维致密，充满脂肪，有许多纤维束连接皮肤和深筋膜。

皮神经分为 3 组：

（1）臀上皮神经（superior clunial nerves）：即第 1~3 腰神经后支的外侧支，在髂嵴上方、竖脊肌外侧的皮下组织内寻找；

（2）臀下皮神经（inferior clunial nerves）：发自股后皮神经，在臀大肌下缘中点附近寻找；

（3）臀中皮神经（middle clunial nerves）：又称臀内侧皮神经（medial clunial nerves），为第 1~3 骶神经的后支，从骶骨向外寻找。

2. **解剖臀大肌及股后皮神经**　臀大肌（gluteus maximus muscle）表面的臀筋膜，即为臀区的深筋膜，非常发达，发出大量纤维束深入到臀大肌肌束内。

观察臀大肌起止点和纤维的走行方向，同时可见臀大肌上方的一部分臀中肌。手指插入臀大肌与臀中肌之间，将臀大肌与深面的结构分离。用手指感知进入臀大肌的血管、神经。

修整臀大肌的上、下缘，臀大肌起自髂骨翼的外面和骶骨的背面，沿其起点外侧 3~5 cm 处切断臀大肌，向外侧翻起。臀大肌深面有臀上动、静脉的浅支以及臀下动、静脉和神经，观察清楚后，在靠近臀大肌处切断。注意切勿切断贴附于臀大肌深面的股后皮神经，切勿损伤骶结节韧带。翻起臀大肌，观察其止端。肌的深部（约 1/4 处）附着于股骨的臀肌粗隆，其余部分（约 3/4）止于髂胫束。

臀大肌深面，股方肌与大转子附近，有"臀部十字吻合"。参与十字吻合的动脉：两侧为旋股内、外侧动脉，上部为臀上、下动脉，下部为第 1 穿动脉等。

寻找两个滑液囊：在臀大肌与大转子之间的臀大肌转子囊（trochanteric bursa of gluteus maximus）；在臀大肌与坐骨结节之间的臀大肌坐骨囊（sciatic bursa of gluteus maximus）。可用刀尖划破薄层的囊壁，观察平滑的黏液囊内壁。

3. **辨认臀部深层的肌肉**　观察臀中肌（gluteus medius muscle）、臀小肌（gluteus minimus muscle）、梨状肌（piriformis muscle）。梨状肌下方，自上而下为上孖肌（gemellus superior muscle）、闭孔内肌（obturator internus muscle）肌腱、下孖肌（gemellus inferior muscle）、股方肌（quadratus femoris muscle）。垂直方向切断股方肌并翻开，其深面为闭孔外肌（obturator externus muscle）。臀中肌和臀小肌的重要功能：当走路小腿离开地面时，防止骨盆下降。其他深部臀肌的作用是使大腿外旋。

4. **解剖通过梨状肌上孔的结构**　梨状肌上孔（suprapiriform foramen）上缘为骨性

的坐骨大切迹上部，下缘为梨状肌，通过的结构由外侧向内侧依次为臀上神经、臀上动脉和臀上静脉。

清理臀大肌深面的疏松结缔组织，钝性分离臀中肌与梨状肌，在臀中肌起点处切断、翻开，在梨状肌的内上方寻找由梨状肌上孔穿出的结构。

（1）臀上动脉（superior gluteal artery）：分浅、深两支，浅支分布至臀大肌，深支分布至臀中、小肌及阔筋膜张肌；

（2）臀上静脉（superior gluteal vein）：与动脉伴行；

（3）臀上神经（superior gluteal nerve）：与臀上动脉深支伴行。

5. **解剖通过梨状肌下孔的结构**   梨状肌下孔（infrapiriform foramen）上缘为梨状肌，下缘为坐骨棘和骶棘韧带，通过的结构由外侧向内侧依次为坐骨神经、股后皮神经、臀下神经、臀下动脉、臀下静脉、阴部内动脉、阴部内静脉和阴部神经等。

在梨状肌下缘找到粗大的坐骨神经，在其内侧依次找出其他通过的血管和神经。

（1）坐骨神经（sciatic nerve）：自梨状肌下孔穿出，有时在梨状肌上缘或梨状肌中穿出，在坐骨结节与股骨大转子连线的中点偏内侧下降，进入股后区；

（2）股后皮神经（posterior femoral cutaneous nerve）：伴随坐骨神经下行至股后部皮肤；

（3）臀下神经（inferior gluteal nerve）：主要支配臀大肌，皮支至臀下部皮肤；

（4）臀下动脉（inferior gluteal artery）：发自髂内动脉，主要营养臀大肌；

（5）臀下静脉（inferior gluteal vein）：与动脉伴行，回流至髂内静脉；

（6）阴部内动脉（internal pudendal artery）、阴部内静脉（internal pudendal vein）和阴部神经（internal pudendal nerve）出梨状肌下孔后，绕骶棘韧带进入坐骨小孔，至坐骨肛门窝和尿生殖三角内。

追踪这些结构至骶结节韧带处即可，后续结构可在会阴部解剖。

6. **解剖股后区的结构**   清理股后区的半腱肌（semitendinosus）、半膜肌（semimembranosus）和股二头肌（biceps femoris muscle），三肌合称腘绳肌（hamstring muscles）。半腱肌、半膜肌起于坐骨结节，分别止于胫骨上端和胫骨内侧髁后面。股二头肌的长头起于坐骨结节，短头起于股骨粗线，两头会合后移行于肌腱，止于腓骨小头。

追踪坐骨神经（sciatic nerve）。坐骨神经在股二头肌和大收肌之间下行至腘窝，分为胫神经（tibial nerve）和腓总神经（common peroneal nerve）两终支。追踪坐骨神经支配股后群肌和部分大收肌的肌支。同时观察肌支是否有伴行或邻近的动脉，主要是来源于股深动脉的穿动脉（perforating branches of profunda femoris artery）。观察穿动脉穿过短收肌和大收肌在股后区的分布情况。

复习要点

1．臀区皮神经的位置和分布。
2．髋肌后群各肌的起止、功能、神经支配和血液供应。
3．臀部十字吻合的位置及组成。
4．梨状肌上孔和梨状肌下孔的位置，以及通过的结构。
5．大腿后群各肌的起止、功能、神经支配和血液供应。
6．坐骨神经的走行及分支。

梨状肌上孔及梨状肌下孔通过的结构（图 3-2）

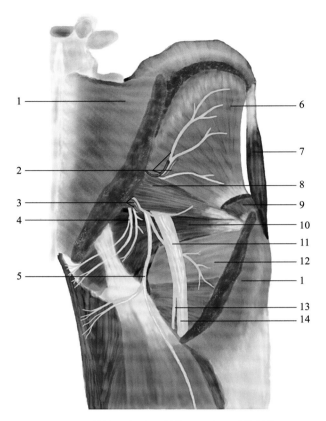

图 3-2　梨状肌上孔及梨状肌下孔通过的结构
（structures pass through suprapiriform foramen and infrapiriformis foramen）

1．臀大肌（切断）[gluteus maximus muscle（cut）]；2．臀上动、静脉和臀上神经（superior gluteal artery, vein and nerve）；

3．臀下动、静脉和臀下神经（inferior gluteal artery, vein, and nerve）；4．阴部神经（pudendal nerve）；

5．股后皮神经（posterior femoral cutaneous nerve）；6．臀小肌（gluteus minimus muscle）；

7．阔筋膜张肌（tensor fasciae latae muscle）；8．梨状肌（piriformis muscle）；

9．臀中肌（切断）[gluteus medius muscle（cut）]；10．闭孔内肌（obturator internus muscle）；

11．坐骨神经（sciatic nerve）；12．股方肌（quadratus femoris muscle）；

13．腓总神经（common peroneal nerve）；14．胫神经（tibial nerve）

（刘津平）

实验四：腘窝、小腿后部及足底

一、尸位及体表标志

尸体俯卧位，辨认股二头肌腱（tendon of biceps femoris），半腱肌腱（tendon of semitendinosus）和半膜肌腱（tendon of semimembranosus），腓肠肌内、外侧头（medial and lateral head of gastrocnemius muscle），腓骨头（fibular head），内踝（medial malleolus），外踝（lateral malleolus），跟腱（calcaneal tendon），跟骨结节（calcaneal tuberosity），舟骨粗隆（tuberosity of navicular bone），第 5 跖骨粗隆（tuberosity of fifth metatarsal bone）以及第 1 与第 5 跖骨头等体表标志。

二、皮肤切口

见图 4-1。

（1）在踝关节后方，内、外踝水平，做一横切口，与踝前区横切口衔接。

（2）从腘窝下缘已有横切口沿小腿后正中线做一纵切口直达足跟。将小腿后区的皮肤翻向两侧，踝后区皮肤尽量翻向外下。此区皮肤较薄，切口不宜过深。

（3）从足跟沿足底的正中线纵行切开，至中趾的末端。

（4）沿趾蹼近侧从足底的内侧横行切开，至足底外侧，向两侧剥离足底皮肤。

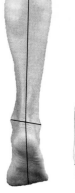
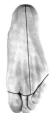

图 4-1　皮肤切口

三、解剖操作

1. **解剖腘窝**   腘窝（popliteal fossa）呈菱形，其内上界为半膜肌和半腱肌，外上界为股二头肌，内下、外下界分别为腓肠肌内、外侧头。

解剖腘窝的结构：在覆盖腘窝下半的浅筋膜内寻找小隐静脉（small saphenous vein），自小腿后面中线上行，穿腘窝下界的深筋膜注入腘静脉。沿小隐静脉末端分离腘筋膜，有时可找到1～2个腘淋巴结，观察后清除。

与小隐静脉伴行的有大的皮神经，腓肠内侧皮神经（medial sural cutaneous nerve）埋于腓肠肌（gastrocnemius muscle）两肌腹之间的沟内。去除筋膜，追踪腓肠内侧皮神经至其发自胫神经（tibial nerve）处。

在股二头肌内侧缘找出腓总神经（common peroneal nerve），追踪它至腓骨头下方（在小腿前外侧区解剖时已暴露）。腓肠外侧皮神经（lateral sural cutaneous nerve）为腓总神经的一个分支，发出腓交通支（peroneal communicating branch）加入腓肠内侧皮神经，合称为腓肠神经（sural nerve）。

去除腘筋膜，显露胫神经（tibial nerve），可见其在腘窝下部发出数个分支，有的与动脉伴行分布到小腿三头肌。腓肠内侧皮神经为胫神经的一分支。注意寻找观察，胫神经有的分支很细，行向深面，分布至膝关节。

在腘窝内切开包裹着腘动、静脉的筋膜鞘，寻找腘静脉（popliteal vein）及其深面的腘动脉（popliteal artery）。可以看到数条发自腘动脉的膝动脉（genicular arteries），与发自胫神经和腓总神经的关节支伴行，参与组成膝关节动脉网。

主要动脉有：

（1）膝上内侧动脉（medial superior genicular artery）：绕过股骨内侧髁上方，走向膝关节前方；

（2）膝上外侧动脉（lateral superior genicular artery）：绕过股骨外侧髁上方，转向膝关节前方；

（3）膝中动脉（middle genicular artery）：以垂直方向穿入膝关节；

（4）膝下内侧动脉（medial inferior genicular artery）：沿腘肌上缘斜行向下，绕过股骨内侧髁的下方，穿往前面；

（5）膝下外侧动脉（lateral inferior genicular artery）：穿过腓侧副韧带的深面，绕向前方。

2. **解剖小腿后区**   去除小腿的浅筋膜，清理浅层的3块肌肉：腓肠肌（gastrocnemius muscle）、比目鱼肌（soleus muscle）和跖肌（plantaris muscle）。

腓肠肌的两个头分别起自股骨内、外上髁的后面，两头汇合，在小腿中点附近移行为腱性结构。在腓肠肌两肌腹的神经进入点下方，切断肌腹，向上、下方翻开，暴露深面的比目鱼肌和跖肌。比目鱼肌起点为一个头，起自腓骨后面的上部和胫骨的比目鱼肌线，向下移行为肌腱，与腓肠肌的肌腱合成粗大的跟腱（calcaneal tendon）。跖肌位于腓肠肌外侧头和比目鱼肌之间，起自股骨外上髁，向下与跟腱一起，止于跟骨结节。这3块肌肉均由胫神经支配，功能是使足跖屈（plantar flexion）。

从比目鱼肌起点处切断翻开，观察深面的血管、神经和肌肉。姆长屈肌（flexor hallucis longus muscle）位于外侧，起自腓骨后面。趾长屈肌（flexor digitorum longus muscle）位于内侧，起自胫骨后面。二者之间可见胫骨后肌（tibialis posterior muscle），被小腿后筋膜隔所覆盖，它分隔小腿后面浅、深两群肌。三者均经内踝后方屈肌支持带深面至足底。观察这3块肌肉下行过程中的位置关系变化。趾长屈肌腱越过胫骨后肌腱的表面，斜向外侧至足底，与姆长屈肌腱形成"腱交叉"。

去除吻合的静脉，清理胫后动脉（posterior tibial artery）和胫神经（tibial nerve）。胫后动脉与胫神经伴行，位于胫骨后肌或趾长屈肌表面，小腿后群肌浅、深层之间。它们在内踝后方分为足底内、外侧动脉和神经（medial and lateral plantar arteries and nerves）。

除了肌支，胫后动脉还发出侧副支：交通动脉（communicating artery）和腓动脉（peroneal artery）。腓动脉与主干粗细相当，在腘肌（popliteus muscle）下缘发出，沿胫骨后肌表面斜向外下，下部在姆长屈肌和腓骨之间下行；在胫骨下端，通过交通支与主干胫后动脉吻合。腓动脉的终支为跟骨外侧动脉（lateral calcaneal artery），止于跟骨（calcaneus）外侧；在同一平面，发出穿动脉到足背。

3. **解剖踝管**　踝后区的深筋膜在内踝和跟骨结节内侧面之间增厚，形成屈肌支持带（flexor retinaculum of foot），又称分裂韧带（laciniate ligament）。在内踝与跟骨之间切开屈肌支持带，暴露踝管（tarsal tunnel）。屈肌支持带向深面发出3个纤维隔，将踝管分为4个骨性纤维管，从前向后依次：①胫骨后肌腱；②趾长屈肌腱；③胫后动、静脉和胫神经；④姆长屈肌腱。

4. **解剖足底**

（1）解剖深筋膜：翻开皮肤，去除浅筋膜，暴露深筋膜。

足底皮下脂肪较厚，且纤维致密、坚韧，不易剥除。可从足跟后缘开始向前修去浅筋膜，直至出现发亮的腱性深筋膜。

深筋膜分为中间部、内侧部和外侧部三部分，中间部最厚，称为足底腱膜（plantar aponeurosis）。清理足底腱膜，可见其向前分裂成5束，终于5趾。足底腱膜向深部发出两个肌间隔，分别止于第1、5跖骨，将足底分成内、中、外3个骨筋膜鞘。筋膜鞘中的肌和来自小腿后肌群的肌腱在足底排列成4层，维持足弓。小心去除深腱膜的内、外侧部，保留足底内、外侧动脉和神经。

（2）解剖足底第一层肌和浅层结构：在跟结节前方5 cm处切断足底腱膜，向远侧翻起，并切断内、外侧肌间隔。观察足底的第一层肌，从内侧向外侧依次为姆展肌（abductor hallucis muscle）、趾短屈肌（flexor digitorum brevis muscle）和小趾展肌（abductor digiti minimi muscle）。

姆展肌起自跟骨和足舟骨，止于姆趾近节趾骨底。趾短屈肌起自跟骨，止于2～5中节趾骨底。小趾展肌起自跟骨，止于小趾近节趾骨底。

在趾短屈肌的内侧找出足底内侧动、静脉和足底内侧神经；在趾短屈肌的外侧找出足底外侧动、静脉和足底外侧神经。

（3）解剖足底第二层肌和中层结构

在跟结节前方切断趾短屈肌，向远侧翻起，暴露足底外侧血管、神经的大部分，及第二层肌和肌腱。

第二层：趾长屈肌腱（tendon of flexor digitorum longus muscle）、4块蚓状肌（lumbrical muscles）、足底方肌（quadratus plantar muscle）和姆长屈肌腱（tendon of flexor hallucis longus muscle）。

观察肌的起止部位。蚓状肌起自趾长屈肌腱，止于趾背腱膜。足底方肌起自跟骨，止于趾长屈肌腱。观察趾长屈肌腱与姆长屈肌腱在足底内侧交叉的情况。

在足底内侧切断姆展肌的起端，翻向远侧，即可见足底内、外侧神经和血管分别来自屈肌支持带深面的胫神经和胫后血管。

沿足底内侧神经、动脉起始部向前追踪其分支。

足底外侧神经和动脉斜行于足底方肌浅面。足底外侧神经在第5跖骨底处分为深、浅两支。足底外侧动脉发出浅支后，主干与足底外侧神经深支伴行潜入足底深层。追踪并观察两者浅支的分布。

（4）解剖足底第三层肌和深层结构：在跟骨结节前方切断足底方肌、趾长屈肌腱及姆长屈肌腱，翻向远侧，暴露并辨认足底第三层肌：姆短屈肌（flexor hallucis brevis muscle）、姆收肌（adductor hallucis muscle）和小趾短屈肌（flexor digiti minimi brevis muscle）。

姆短屈肌起自内侧楔骨，止于姆趾近节趾骨底。

姆收肌有两个头，斜头起自第2～4跖骨底，横头起自3、4足底跖趾韧带（plantar metatarsophalangeal ligaments），止于姆趾近节趾骨底。

小趾短屈肌起自第5跖骨底，止于小趾近节趾骨底。

在足底内侧，姆展肌深面辨认来自踝管的胫骨后肌腱。在足底的外侧切断小趾展肌的止端，并翻向近侧，显露腓骨长肌腱（来自外踝后方）。观察二肌腱的止点，胫骨后肌腱止于足舟骨粗隆及楔骨，腓骨长肌腱在足底斜向足内侧走行，止于内侧楔骨和第一跖骨底。

（5）解剖足底第四层肌和深层结构：切断姆收肌斜头及横头的起端，翻向远侧，观察第四层肌：3块骨间跖侧肌（plantar interossei muscle）和4块骨间背侧肌（dorsal interossei muscle）。骨间跖侧肌（骨间足底肌）起自第3～5跖骨内侧半，止于第3～5近节趾骨底和趾背腱膜。骨间背侧肌起自跖骨相对缘，止于第2～4近节趾骨底和趾背腱膜。

清理由足底外侧动脉与足背动脉的足底深动脉共同构成的足底动脉弓（plantar arterial arch）及足底外侧神经的深支（deep branch of the lateral plantar nerve）。

复习要点

1. 小隐静脉的起止和行程。
2. 腘窝的边界及内容。
3. 小腿后群各肌的起止、功能、神经支配和血液供应。
4. 踝管的位置及通过的结构。
5. 足底四层肌肉的配布，足底内、外侧动脉和足底内、外侧神经的分布。

腘窝（图 4-2）

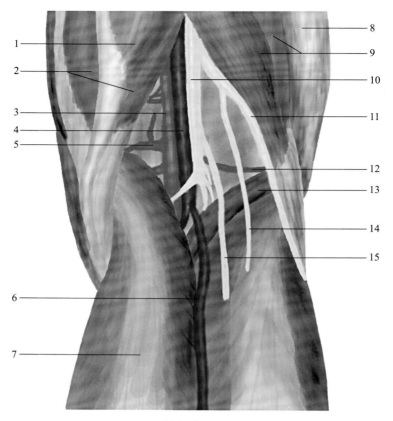

图 4-2　腘窝（popliteal fossa）

1．半腱肌（semitendinosus muscle）；2．半膜肌（semimembranosus muscle）；3．腘动脉（popliteal artery）；
4．腘静脉（popliteal vein）；5．膝上内侧动脉（superior medial genicular artery）；6．小隐静脉（small saphenous vein）；
7．腓肠肌（gastrocnemius muscle）；8．髂胫束（iliotibial tract）；9．股二头肌（biceps femoris muscle）；
10．胫神经（tibial nerve）；11．腓总神经（common peroneal nerve）；
12．膝上外侧动脉（superior lateral genicular artery）；13．跖肌（plantaris muscle）；
14．腓肠外侧皮神经（lateral sural cutaneous nerve）；15．腓肠内侧皮神经（medial sural cutaneous nerve）

（季俊亦　刘津平）

踝管（图 4-3）

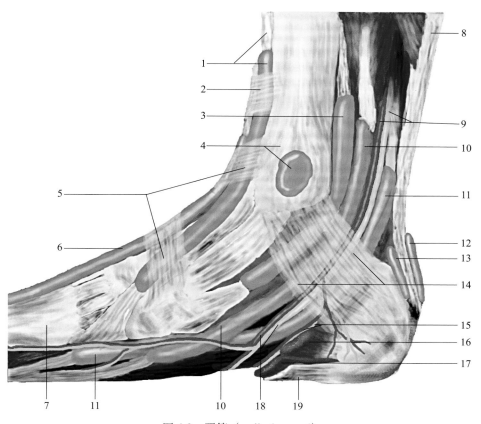

图 4-3　踝管（malleolar canal）

1．胫骨前肌腱及腱鞘（tibialis anterior tendon and sheath）；2．伸肌上支持带（superior extensor retinaculum）；

3．胫骨后肌腱鞘（sheath of tibialis posterior tendon）；4．内踝和皮下囊（medial malleolus and subcutaneous bursa）；

5．伸肌下支持带（inferior extensor retinaculum）；6．踇长伸肌腱鞘（tendinous sheath of extensor hallucis longus）；

7．第 1 跖骨（1st metatarsal bone）；8．跟腱（calcaneal tendon）；

9．胫后动脉和胫神经（posterior tibial artery and tibial nerve）；10．趾长屈肌腱鞘（tendinous sheath of flexor digitorum longus）；

11．踇长屈肌腱鞘（tendinous sheath of flexor hallucis longus）；12．跟皮下囊（subcutaneous calcaneal bursa）；

13．跟腱（腱下）囊 [（subtendinous）bursa of calcaneal tendon]；14．屈肌支持带（flexor retinaculum）；

15．足底外侧神经和动脉（lateral plantar nerve and artery）；16．踇展肌（切断）[abductor hallucis muscle（cut）]；

17．趾短屈肌（切断）[flexor digitorum brevis muscle（cut）]；18．足底内侧神经和动脉（medial plantar nerve and artery）；

19．足底腱膜（切断）[plantar aponeurosis（cut）]

（刘津平）

实验五：胸部及肩部前区

一、尸位及体表标志

尸体仰卧位，辨认颈静脉切迹（jugular notch）、胸骨角（sternal angle）、胸骨体、剑突（xiphoid process）、肋（rib）、肋弓（costal arch）、锁骨（clavicle）、肩峰（acromion）和喙突（coracoid process）等体表标志。

观察女性乳房及男性乳头的位置。

二、皮肤切口

见图 5-1。

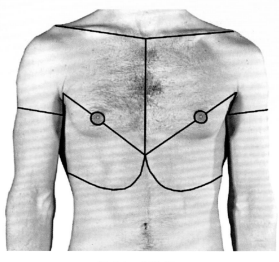

图 5-1　皮肤切口

（1）自胸骨柄上缘沿前正中线向下，做一纵行切口，至剑突。

（2）自正中切口上端向外侧，沿锁骨做横行切口，至肩峰。

（3）自正中切口下端向外下，沿肋弓做弧形切口，至腋后线。

（4）自正中切口下端向外上，经乳晕，至腋前襞上部。女性乳房，沿乳晕或乳房周缘做环形切口。

（5）自胸部斜切口的上端向下，沿上臂内侧面向下，做纵行切口至臂部上、中 1/3 交界处，再折转向外，做环形切口至臂外侧缘。

三、解剖操作

1. 解剖浅层结构

（1）解剖乳房：乳房（mammary）的大小、外形在不同个体中不同，同一个体不同年龄阶段也不同。乳房位于胸前壁的浅筋膜中。

观察女性乳腺（mammary gland）：环绕在乳头（nipple）周围的色素区域称为乳晕（areola）。自乳头向深面切开乳房，向上做垂直切口，向外做水平切口，剥除外上象限的皮肤，观察乳房由纤维间隔分成 15～20 个小房，乳房组织大部分由脂肪组织构成。去除小房内的脂肪组织，清理出乳腺叶的轮廓，追踪输乳管（lactiferous ducts），其向乳头方向汇聚。在乳头处观察输乳管窦。

解剖观察后将乳房自胸大肌表面剥离。

（2）解剖浅筋膜内结构：胸部区域的浅筋膜通常较薄，除女性的乳腺区域外，浅筋膜内的主要结构：

1）颈阔肌（platysma muscle）：是一层薄的肌肉，起自胸大肌（pectoralis major muscle）和三角肌（deltoid muscle）表面的筋膜，向上延伸至颈部，终止于下颌骨和面部皮肤。

2）皮神经：锁骨上神经（supraclavicular nerves）。将颈阔肌向上翻起，辨认跨过锁骨的锁骨上神经。其自颈丛发出后，向下经锁骨前面，分布于胸前区上部和肩部皮肤。

3）浅动脉：胸廓内动脉（internal thoracic artery）的穿支和肋间动脉（intercostal artery）（或称肋间后动脉）的分支。

4）浅静脉：胸廓内静脉的穿支和肋间静脉的属支。

（3）解剖肋间神经前皮支：在胸骨中线切开浅筋膜，翻开，可见第 2～7 肋间神经前皮支从肋间隙胸骨端穿出，追踪其向胸壁外侧走行。浅动、静脉可帮助寻找前皮支，如胸廓内动脉的穿支与肋间神经前皮支伴行，分布于胸前内侧壁的皮肤。

（4）解剖肋间神经外侧皮支：在腋中线的稍前方切开浅筋膜，可以找到肋间神经外侧皮支，及伴行的肋间后动脉的分支。肋间神经外侧皮支从肋间隙穿出后向胸壁内侧走行，在前锯肌（serratus anterior muscle）前缘锯齿之间分成前、后支。

肋间臂神经（Intercostobrachial nerve）为第 2 肋间神经的外侧皮支，较粗大，经腋窝达臂内侧皮肤。有时也有第 3 肋间神经的外侧皮支加入。

2. **解剖胸廓外浅肌层**　胸部区域深筋膜较薄，几乎透明，分为浅、深两层。浅层覆盖在胸大肌（pectoralis major muscle）和前锯肌（serratus anterior muscle）表面；深层位于胸大肌深面，包裹锁骨下肌（subclavius muscle）和胸小肌（pectoralis minor muscle）。其中位于喙突、锁骨下肌和胸小肌上缘的部分称锁胸筋膜（clavipectoral fascia）。

（1）解剖胸大肌：在胸前区，清除胸大肌表面的筋膜，显露胸大肌的境界，观察其在锁骨和胸肋部的起点、沿肌纤维走行的方向，追踪至其附着处，即肱骨大结节嵴。

（2）解剖三角肌胸大肌间沟：辨认三角肌和胸大肌之间的三角肌胸大肌间沟（deltopectoral groove），或称为三角肌胸大肌三角（deltopectoral triangle），位于三角肌、胸大肌和锁骨之间。切开三角肌胸肌筋膜，追踪头静脉（cephalic vein）从上肢进入此处。

（3）解剖前锯肌：在胸外侧区，暴露前锯肌的起点，起自上 8 个肋骨，呈锯齿状。前锯肌为一宽薄的扁肌，经过胸壁，附着于肩胛骨的内侧缘。

3. **解剖胸廓外深层结构**　在胸大肌起点内侧 2 cm 处切断，翻开，暴露深面的胸小肌（pectoralis minor muscle）、锁胸筋膜（clavipectoral fascia）和锁骨下肌（subclavius muscle），进入胸大肌的胸肩峰动脉分支和伴行静脉以及胸内、外侧神经。

（1）解剖锁胸筋膜：辨认锁胸筋膜，为强韧的结缔组织鞘。向上分成两层包裹锁骨下肌，附着于锁骨；向下分成两层包裹胸小肌，进一步向下延续与腋窝底部筋膜融合。辨认穿过锁胸筋膜的胸肩峰血管（thoracoacromial vessels）和胸外侧神经（lateral pectoral nerves）。胸外侧神经穿过锁胸筋膜进入胸大肌。头静脉（cephalic vein）和淋巴管穿过此筋膜，分别注入腋静脉（axillary vein）和腋淋巴结。

（2）解剖胸小肌：清理胸小肌，该肌起自第 3～5 肋，追踪其纤维至附着处，即肩胛骨的喙突。

在胸小肌表面辨认胸内侧神经（medial pectoral nerve），其穿过胸小肌进入胸大肌。切断胸小肌起点，将其翻向外上方，观察进入此肌的胸内侧神经。

辨认沿胸小肌外侧缘走行的胸外侧血管（lateral thoracic vessels），分布至前锯肌、胸大肌和胸小肌；在女性，有分支至乳房。寻找辨认沿该血管排列的胸肌淋巴结，观察后去除。

复习要点

1．乳房的位置，女性乳腺的结构。
2．肋间神经皮支的分布。
3．胸大肌、胸小肌和前锯肌的起止、功能、神经支配和血液供应。
4．锁胸筋膜的位置及穿过的结构。

锁胸筋膜及其穿行结构（图 5-2）

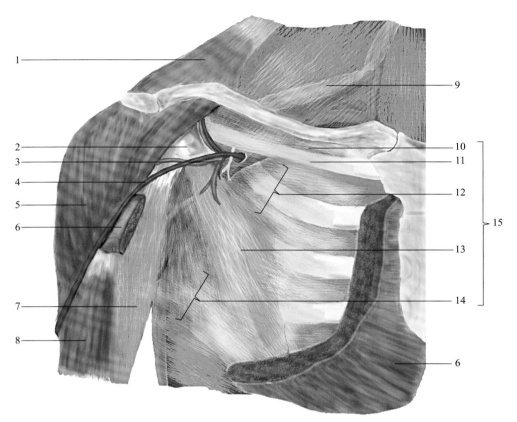

图 5-2 锁胸筋膜及其穿行结构
(structures pass through clavipectoral fascia)

1．斜方肌（trapezius muscle）；2．喙突（coracoid process）；3．胸肩峰动脉（thoraco-acromial artery）；

4．头静脉（cephalic vein）；5．三角肌（deltoid muscle）；6．胸大肌（切断）[pectoralis major muscle（cut）]；

7．肱二头肌短头（short head of biceps brachii muscle）；8．肱二头肌长头（long head of biceps brachii muscle）；

9．舌骨下肌群筋膜覆盖的肩胛舌骨肌（omohyoid muscle invested by fascia of infrahyoid muscles）；

10．覆盖锁骨下肌的筋膜（fascia investing subclavius muscle）；11．肋喙韧带（costocoracoid ligament）；

12．肋喙膜（costocoracoid membrane）（狭义锁胸筋膜）；13．覆盖胸小肌的筋膜（fascia investing pectoralis minor muscle）；

14．腋悬韧带（suspensory ligament of axilla）；15．锁胸筋膜的组成部分（components of clavipectoral fascia）（广义锁胸筋膜）

（张天见 刘津平）

实验六：腋窝、臂部、肘、前臂前区及手掌

一、尸位及体表标志

尸体仰卧，上肢外展，手掌向前。辨认肱二头肌（biceps muscle）及其内、外侧沟（medial and lateral bicipital groove），肱骨内、外上髁（medial and lateral epicondyles of humerus），肘窝（cubital fossa），桡骨茎突（styloid process of radius），尺骨茎突（styloid process of ulna），腕近侧纹，腕中间纹，腕远侧纹，鱼际（thenar），鱼际纹，掌中纹，掌远纹，小鱼际（hypothenar），掌心（center of palmar）和指掌侧横纹等体表标志。

在活体腕前辨认桡侧腕屈肌腱（tendon of flexor carpi radialis）、掌长肌腱（tendon of palmaris longus）和尺侧腕屈肌腱（tendon of flexor carpi ulnaris）。

二、皮肤切口

见图 6-1。

（1）在肱骨内、外上髁连线的下方 5～6 cm 处，围绕肘关节做一环形切口。

（2）在上述切口的中点处向上，做一纵行切口，直达臂上部的切口处。将臂部的皮肤剥离，翻向两侧。

（3）在腕近侧纹处，做腕前横行切口。

（4）在前臂中线做一纵行切口，至腕部与横切口相交。剥离前臂皮肤，翻向两侧。

（5）自腕前横切口的中点向下，做一纵行切口，至中指近端。

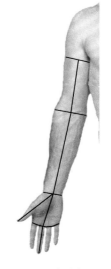

图 6-1　皮肤切口

（6）从腕前区横切口中点，做一斜行切口，至拇指尖。

（7）沿手掌远侧缘做一横行切口。

（8）自手掌横切口处向中指尖做纵行切口。

提起各切口的皮肤，剥离翻开。

三、解剖操作

1. 解剖浅层结构

（1）皮神经

1）臂内侧皮神经（medial brachial cutaneous nerve），穿出臂上部内侧的深筋膜，分布于臂内侧和前面的皮肤；

2）前臂内侧皮神经（medial antebrachial cutaneous nerve），在臂内侧中、下 1/3 交界处穿出深筋膜，与贵要静脉伴行，分布于前臂内侧的皮肤；

3）前臂外侧皮神经（lateral antebrachial cutaneous nerve），在肱二头肌腱外侧穿出深筋膜，经头静脉的后方，分布于前臂外侧皮肤。

（2）浅静脉

1）头静脉（cephalic vein）来自手背静脉网（dorsal venous rete on hand）的桡侧，上行于前臂的前外侧，经前臂外侧皮神经的前方，在肱二头肌外侧走行，在三角肌胸大肌沟注入腋静脉（axillary vein）。

2）贵要静脉（basilic vein）源自手背静脉网的尺侧，在前臂内侧后部上行，在肱二头肌内侧，与前臂内侧皮神经伴行，在臂中部稍下方注入肱静脉（brachial vein）。

3）肘正中静脉（median cubital vein），在肘前区连接头静脉与贵要静脉。前臂正中静脉（median antebrachial vein）在肘前区呈 Y 字形注入头静脉和贵要静脉。肘前区浅静脉的类型个体差异很大，注意观察其类型。

2. 解剖腋窝　腋窝（axilla）呈锥形，由一尖、一底和四壁围成。

内侧壁由肋骨（rib）、肋间肌和前锯肌（serratus anterior muscle）构成；外侧壁由肱骨的结节间沟（intertubercular groove of the humerus），肱二头肌长、短头（long and short head of biceps muscle）和喙肱肌（coracobrachialis muscle）构成；前壁由胸大肌（pectoralis major muscles）和胸小肌（pectoralis minor muscles）构成；后壁由肩胛骨（scapular）、肩胛下肌（subscapularis muscle）、大圆肌（teres major muscle）和背阔肌（latissimus dorsi muscle）构成。

上部的尖，位于第 1 肋、锁骨（clavicle）和肩胛骨（scapula）上缘之间。

底朝向外下方，由皮肤、浅筋膜和腋筋膜构成。

腋窝是一通道，向上通颈根部，腋动脉、腋静脉、淋巴管和神经自此通过，供应上肢。包裹这些血管、神经的结缔组织膜，称为腋鞘（axillary sheath），又称颈腋管。

（1）解剖腋窝底：腋筋膜（axillary fascia）即腋窝底的深筋膜，与胸肌和臂部的深筋膜相延续，其中部较薄，有血管、神经和淋巴管穿过。观察腋筋膜后清除。

腋窝中央淋巴结（central lymph nodes）位于腋窝底的脂肪组织中。大量淋巴结中，只有部分因为疾病增大的淋巴结才会被看到，在脂肪中可以感知到一些稍硬的结构，但不易找到。

（2）解剖腋窝内的结构：腋窝淋巴结位于腋动脉及其分支或腋静脉及其属支周围的疏松结缔组织中，分为5群：沿腋静脉排列，收纳上肢淋巴的外侧淋巴结（lateral lymph nodes）；在胸小肌下缘沿胸外侧血管排列，收纳胸前外侧壁和乳房外侧部淋巴的胸肌淋巴结（pectoral lymph nodes）；位于腋后壁沿肩胛下血管和胸背神经排列，收纳背部、肩部及胸后壁淋巴的肩胛下淋巴结（subscapular lymph nodes），输出管均注入中央淋巴结和尖淋巴结。中央淋巴结（central lymph nodes）位于腋窝底的脂肪组织中；尖淋巴结（apical lymph nodes）位于胸小肌与锁骨之间，锁胸筋膜的深面，沿腋静脉近端排列，收纳中央群和其他各群淋巴结的输出管，以及乳房上部的淋巴。其输出管合成锁骨下干，左侧注入胸导管，右侧注入右淋巴导管。

清除腋窝内的脂肪、疏松结缔组织、淋巴结，暴露腋窝的内容。沿血管走行方向切开腋鞘，清除结缔组织，显露腋动脉（axillary artery）、腋静脉（axillary vein）和臂丛（brachial plexus）。观察腋动脉各段的分支、腋静脉的属支和臂丛各束的分支。

腋动脉（axillary artery），自第1肋外缘续于锁骨下动脉（subclavian artery），至大圆肌腱和背阔肌的下缘延续为肱动脉（brachial artery）。以前方覆盖的胸小肌为界分为3段：第一段自第1肋外缘至胸小肌上缘，发出胸上动脉（superior thoracic artery）和胸肩峰动脉（thoracoacromial artery）；第二段被胸小肌覆盖，发出胸外侧动脉（lateral thoracic artery）；第三段自胸小肌下缘至大圆肌腱和背阔肌的下缘，发出肩胛下动脉（subscapular artery）和旋肱前、后动脉（anterior and posterior humeral circumflex arteries）。

腋静脉位于腋动脉内侧，腋静脉的属支与腋动脉的分支同名，并伴行。

观察臂丛的内侧束、外侧束和后束围绕腋动脉的情况。在腋动脉的第一段，三束位于其后外侧。在腋动脉的第二段，三束相应的位于其内侧、外侧和后面。在腋动脉的第三段，臂丛的各束发出分支，内侧束发出正中神经（median nerve）的内侧根、尺神经（ulnar nerve）、胸内侧神经（medial thoracic nerve）、前臂内侧皮神经（medial antebrachial cutaneous nerve）和臂内侧皮神经（medial brachial cutaneous nerve）；外侧束发出肌皮神经（musculocutaneous nerve）、胸外侧神经（lateral thoracic nerve）和正中神经的外侧根；后束发出桡神经（radial nerve）和腋神经（axillary nerve）。

臂丛由第5～8颈神经前支和第1胸神经前支的大部分纤维交织汇合而成，第5和第6颈神经前支形成上干，第7颈神经前支形成中干，第8颈神经和第1胸神经前支形成下干，每干分成前股和后股。上干和中干的前股形成外侧束，下干的前股形成内侧束，上、中、下干的后股形成后束。发自臂丛锁骨上的分支有胸长神经（long thoracic nerve）、肩胛背神经（dorsal scapular nerve）和肩胛上神经（suprascapular nerve）。

1）清理起自肩胛骨喙突的喙肱肌和肱二头肌短头。在这些肌肉的内侧寻找腋动脉（axillary artery）和正中神经（median nerve），可见肌皮神经（musculocutaneous nerve）进入喙肱肌深面。追踪这些神经，寻找它们进入肌肉的分支。

2）腋动脉内侧是腋静脉，二者之间是前臂内侧皮神经（medial antebrachial cutaneous nerve），它们后方是粗大的尺神经（ulnar nerve）。在腋静脉内侧寻找臂内侧皮神经（medial brachial cutaneous nerve），向上追踪，通常可见肋间臂神经（intercostobrachial nerve）的分支加入。追踪肋间臂神经至其从第二肋间隙穿出处，此处为腋窝内壁，向下分布至腋窝底和臂内侧。

寻找在前锯肌外侧面下行，分布至该肌的胸外侧动脉（lateral thoracic artery）和胸长神经（long thoracic nerve）。胸长神经沿前锯肌表面，伴胸外侧动脉下行，分布于前锯肌和乳房外侧。

3）清理腋静脉、腋动脉和周围大的神经。必要时，为了视野清晰，可去除一些静脉小的属支，因为静脉与相应的动脉伴行，去除静脉影响不大。

辨认和追踪尺神经，它位于腋动脉和腋静脉之间的后方。

桡神经（radial nerve）位于腋动脉的后方。向上追踪桡神经，在肩胛下肌（subscapularis muscle）下缘寻找以下分支：臂后皮神经（posterior cutaneous nerve of the arm）和营养肱三头肌的肌支（muscular branches）。

腋神经（axillary nerve）与旋肱后动脉（posterior humeral circumflex artery）伴行，向后走行，穿四边孔（quadrilateral foramen）。

4）寻找腋神经附近的肩胛下动脉（subscapular artery），追踪它和它的主要分支：旋肩胛动脉（circumflex scapular artery）和胸背动脉（thoracodorsal artery）。旋肩胛动脉向后走行进入腋窝后壁，进入三边孔（trilateral foramen）。胸背动脉与背阔肌（latissimus dorsi muscle）边缘平行向胸壁走行，与胸背神经（thoracodorsal nerve）一起进入背阔肌。

辨认发自腋动脉的旋肱前、后动脉（anterior and posterior humeral circumflex arteries），围绕肱骨外科颈（surgical neck of the humerus）形成一个环。

追踪腋动脉和腋静脉至第1肋的外缘。头静脉（cephalic vein）在三角肌胸大肌沟，穿锁胸筋膜注入腋静脉（axillary vein）。贵要静脉（basilic vein）在臂中部稍下方穿深筋膜，注入肱静脉（brachial vein）。

3. 解剖臂前部

（1）清理臂肌前群：在臂前部正中纵行切开深筋膜，翻向两侧。探查臂肌前、后群之间的臂内、外侧肌间隔（medial and lateral brachial intermuscular septum）。

清理和暴露肱二头肌（biceps brachii muscle）。起自肩胛骨盂上结节的长头，与起自喙突的短头，在臂远端1/3处汇合形成一短的肌腱，向深面走行至前臂的近端，止于桡骨粗隆（radial tuberosity）的后面。肱二头肌腱发出肱二头肌腱膜（bicipital aponeurosis），此部分增厚的深筋膜形成肱二头肌附着于尺骨后缘的第二附着点，跨过并保护正中神经

(median nerve）和肱动脉（brachial artery）。

在肱二头肌短头的后方辨认喙肱肌（coracobrachialis muscle），起自肩胛骨喙突，止于肱骨中部的内侧。

辨认肱肌（brachialis muscle），在肱二头深面，起自肱骨体下半的前面，止于尺骨粗隆。

辨认肱桡肌（brachioradialis muscle），起自肱骨外上髁嵴的上 2/3，肱桡肌覆盖肱肌，向上追踪，肱桡肌与肱二头肌之间的间隙深面可见桡神经（radial nerve）。

（2）追踪肌皮神经：肌皮神经（musculocutaneous nerve）远端穿过喙肱肌，在肱二头肌和肱肌之间向外下方走行，发出肌支支配臂肌前群。终末支自肱二头肌外侧沟下部浅出，延续为前臂外侧皮神经（lateral cutaneous nerve of the forearm）。

（3）追踪正中神经：从腋窝（axilla fossa）至肘窝（cubital fossa）追踪正中神经（median nerve）。正中神经在腋窝内，由臂丛（brachial plexus）的内侧束和外侧束的各一个根形成，在腋动脉（axillary artery）的外侧下行；在臂部，伴肱动脉（brachial artery）走行于肱二头肌内侧沟，开始位于肱动脉外侧，在喙肱肌止点附近，斜跨过肱动脉的前方，至其内侧，下行至肘窝。

（4）追踪尺神经：尺神经（ulnar nerve）自臂丛的内侧束发出，在腋动脉远段和肱动脉近段的后内侧下行；在臂中部穿过内侧肌间隔，在臂的后筋膜腔内向远端走行，经过肱骨内上髁（medial epicondyle）的后面进入前臂。尺侧上副动脉（superior ulnar collateral artery）与尺神经伴行穿过内侧肌间隔。

（5）清理肱动脉及其分支：肱动脉（brachial artery），在大圆肌腱下缘续于腋动脉，沿肱二头肌内侧沟下行至肘窝。主要分支：

1）肱深动脉（profunda brachial artery）：发出位置最高最大，在大圆肌腱的下方发自肱动脉的后内壁，向后内方与桡神经伴行，进入肱骨肌管。

2）尺侧上副动脉（superior ulnar collateral artery）：与尺神经伴行，穿过内侧肌间隔。

3）尺侧下副动脉（inferior ulnar collateral artery）：自内上髁上方 5 cm 处发出，在内侧肌间隔两侧发出降支。

以上动脉均参与肘关节网的构成。

（6）追踪肱静脉：肱静脉（brachial vein）有两条，分别在肱动脉的内、外侧走行，在臂中部有贵要静脉注入。

4. 解剖肘窝

（1）解剖肘窝的边界：肘窝（cubital fossa）呈三角形，尖朝向前臂；上界是肱骨内、外上髁（medial and lateral epicondylus of humerus）的假想连线，外侧界是肱桡肌（brachioradialis muscle），内侧界是旋前圆肌（pronator teres muscle）；两块肌肉汇合处为尖。

肘窝的顶由深筋膜构成，有肱二头肌腱膜（bicipital aponeurosis）加强。深筋膜有肘正中静脉（median cubital vein）和深静脉的交通支穿过，被皮肤和浅筋膜覆盖。浅筋膜内含有部分头静脉（cephalic vein）、部分贵要静脉（basilic vein）、肘正中静脉（median cubital vein）、前臂正中皮神经（medial cutaneous nerve of the forearm）的前支和前臂外侧皮神经（lateral cutaneous nerve of the forearm）。

肘窝的底部由肱肌（brachialis muscle）的远侧部和旋后肌（supinator muscle）的前部构成。

（2）解剖肘窝内结构

1）切断肱二头肌腱膜打开肘窝。在肱二头肌腱内侧寻找肱动脉（brachial artery），追踪观察，其分为桡动脉（radial artery）和尺动脉（ulnar artery）。保留桡动脉和尺动脉在肘窝发出的分支。

2）在肱动脉内侧寻找正中神经（median nerve），追踪至其消失于旋前圆肌的两个头之间。

3）在外上髁水平，肱桡肌和肱肌之间，寻找桡神经（radial nerve）和肱深动脉的前降支（anterior descending branch of profunda artery）。追踪桡神经发出的骨间后神经（posterior interosseous nerve）进入旋后肌（supinator muscle）。桡神经于外上髁前方分为浅、深两支，浅支经肱桡肌深面达前臂，深支经旋后肌至前臂后区，深支又称骨间后神经。

5. **解剖前臂前部**　前臂前区的深筋膜伸入前后肌群之间，形成前臂内、外侧肌间隔（medial and lateral antebrachial intermuscular septum）。

（1）解剖前臂肌浅层结构

1）清理肱桡肌（brachioradialis muscle），起自肱骨外上髁，止于桡骨茎突。

2）分离旋前圆肌（pronator teres muscle）与桡侧腕屈肌（flexor carpi radialis muscle）。切断旋前圆肌起自内上髁的头，翻向下方，寻找深面细长的头，位于正中神经后方，向上追踪深头至尺骨的冠突。旋前圆肌止于桡骨中部前外侧面。

3）清理桡侧腕屈肌（flexor carpi radialis muscle）至下方的屈肌支持带（flexor retinaculum）。

4）清理掌长肌（palmaris longus muscle）至下方其附着的掌腱膜（palmar aponeurosis）。

5）自下向上清理尺侧腕屈肌（flexor carpi ulnaris muscle）。注意其起自尺骨后缘、鹰嘴的内侧缘和肱骨内上髁。其在尺骨与肱骨上的起点，被尺神经（ulnar nerve）分隔开，尺神经在内上髁后方，经此处进入前臂。尺侧腕屈肌止于豌豆骨。

6）桡侧血管神经束在肱桡肌与桡侧腕屈肌之间，寻找桡动脉（radial artery）、两条伴行的桡静脉（radial vein）和桡神经浅支（superficial branch of radial nerve），追踪其走行。

桡动脉，在桡骨颈高度发自肱动脉，上 1/3 段走行在肱桡肌与旋前圆肌之间，下 2/3 在肱桡肌腱与桡侧腕屈肌之间下行至腕部。

桡神经浅支，在肱桡肌深面走行，经桡侧腕长伸肌的浅面，转至前臂后区。

（2）解剖前臂肌深层结构：如果需要切断屈肌，在不同水平切断，以便于以后辨认。

1）辨认指浅屈肌（flexor digitorum superficialis muscle）。在腕上方用刀柄穿过指浅屈肌腱的后方，向前松解，小心不要撕裂细小的桡侧起点。指浅屈肌有两个头，一个起自肱骨内上髁和尺骨的肱尺头，一个起自桡骨的桡侧头。

2）寻找贴在指浅屈肌深面的正中神经（median nerve）。将神经从肌肉游离分开，观察它的支配。正中神经自肘窝向下穿过旋前圆肌的两个头，发出骨间前神经（anterior interosseous nerve）。正中神经在指浅、深屈肌之间下行。追踪至腕部，正中神经在腕近侧区位于指浅屈肌腱与桡侧腕屈肌腱之间，掌长肌腱的深面。在前臂，正中神经的尺侧发出肌支，支配旋前圆肌、桡侧腕屈肌、掌长肌、指浅屈肌等。

正中血管神经束，由正中神经及伴行血管组成。正中动脉（median artery），发自骨间前动脉，伴随正中神经下行，分支供应正中神经。正中静脉（median vein）与同名动脉伴行。

3）尺侧血管神经束。在尺侧腕屈肌和指深屈肌之间，寻找尺动脉（ulnar artery）、伴行的两条尺静脉（ulnar vein）及尺神经（ulnar nerve），追踪观察。

尺动脉，在旋前圆肌深面进入前臂前区，上 1/3 段位于指浅屈肌深面，下 2/3 段位于尺侧腕屈肌与指浅屈肌之间。尺动脉上端发自骨间总动脉（common interosseous artery），很快分成骨间前、后动脉（anterior and posterior interosseous arteries）。骨间后动脉向后走行。

尺神经，从尺侧腕屈肌两头之间进入前臂前区，在指深屈肌表面下行，上半部被尺侧腕屈肌覆盖，下半部位于尺侧腕屈肌桡侧。尺神经走行于尺动、静脉的尺侧，发出肌支支配尺侧腕屈肌和指深屈肌尺侧半。

4）清理并分离深层的拇长屈肌（flexor pollicis longus muscle）和指深屈肌（flexor digitorum profundus muscle），追踪两肌肉之间的骨间前动脉和骨间前神经，向下至旋前方肌（pronator quadratus muscle）。

拇长屈肌起自桡骨中 1/3 和前臂骨间膜，止于拇指末节指骨底。指深屈肌起自尺骨上部和前臂骨间膜，止于第 2～5 指末节指骨底。旋前方肌起自尺骨远侧 1/4 前面，止于桡骨远侧 1/4 前面。拇长屈肌、指深屈肌的深面和旋前方肌浅面之间潜在的间隙，称前臂屈肌后间隙，用刀柄向远侧探查其交通。

骨间前血管和神经组成骨间前血管神经束。骨间前动脉（anterior interosseous artery），发自骨间总动脉，在拇长屈肌和指深屈肌之间，沿前臂骨间膜前面下行，分支营养桡、尺骨和邻近肌肉。骨间前静脉（anterior interosseous vein），与同名动脉伴行。骨间前神经（anterior interosseous nerve），在正中神经穿过旋前圆肌两头之间处，自背侧发出，沿前臂骨间膜前面、拇长屈肌和指深屈肌之间下行，至旋前方肌深面，分支支配各肌。

5）辨认腕前结构的排列关系：从外侧至内侧依次是肱桡肌腱、桡动脉、桡侧腕屈肌腱、正中神经、掌长肌腱、尺动脉、尺神经和尺侧腕屈肌腱。

6. 解剖手掌

（1）解剖浅层结构：翻开皮肤，在腕前区浅筋膜内寻找前臂内、外侧皮神经的分支和正中神经掌皮支。

观察手掌浅筋膜的特点，在小鱼际处寻找尺神经掌支和掌短肌，在鱼际近端寻找桡神经浅支。掌短肌是退化的皮肌，位于小鱼际近侧部的浅筋膜内。

（2）解剖腕掌侧韧带及其深面结构

1）腕前区深筋膜增厚形成腕掌侧韧带和屈肌支持带。腕掌侧韧带（volar carpal ligament，palmar carpal ligament），位于腕横纹深部，覆盖前臂屈肌腱，两侧与腕背侧的伸肌支持带相延续。

屈肌支持带（flexor retinaculum），又称腕横韧带（transverse carpal ligament），位于腕掌侧韧带远侧深面，厚而坚韧，尺侧端附着于豌豆骨和钩骨，桡侧端附着于手舟骨和大多角骨。

2）腕尺侧管（ulnar carpal canal），位于腕掌侧韧带远侧部与屈肌支持带尺侧部之间，有尺神经和尺动、静脉通过。

3）腕桡侧管（radial carpal canal），屈肌支持带桡侧端分成两层，附着于舟骨结节和大多角骨结节形成，内有桡侧腕屈肌及其腱鞘通过。

（3）解剖掌腱膜：暴露并清理掌腱膜（palmar aponeurosis）。掌腱膜位于手掌中部，厚而坚韧，呈三角形，尖向近侧，在屈肌支持带浅面与掌长肌腱（tendon of the palmaris longus muscle）相连，远侧分成 4 束纵行纤维，附着于第 2～5 指近节指骨底的两侧。将掌腱膜的尖与掌长肌腱和屈肌支持带分开，切断掌腱膜远侧的 4 条纵束，勿伤及深面的血管和神经。向近侧翻起，观察掌腱膜内、外侧缘向深部发出的掌内侧肌间隔（medial intermuscular septum of palm）和掌外侧肌间隔（lateral intermuscular septum of palm），分别向深面附于第 1 掌骨和第 5 掌骨。切断掌内、外侧肌间隔，游离掌腱膜。探查掌内、外侧肌间隔和第 1、5 掌骨形成的 3 个骨筋膜鞘：外侧鞘，又称鱼际鞘；中间鞘；内侧鞘，又称小鱼际鞘。

（4）分离掌浅弓及其分支和伴行的神经

1）掌浅弓（superficial palmar arch）位于掌腱膜的深面，由尺动脉（ulnar artery）的末端与桡动脉（radial artery）的掌浅支构成。掌浅弓凸向远端，发出 3 条指掌侧总动脉（common palmar digital artery），在 2～4 蚓状肌浅面走行，各自分成两支指掌侧固有动脉（proper palmar digital artery），分布至相邻两指的相对缘。掌浅弓凸侧的尺侧缘，发出小指尺掌侧动脉（ulnar palmar artery of quinary finger），沿小鱼际肌表面下行，分布于小指尺侧。

2）追踪尺神经浅支：在屈肌支持带尺侧缘的浅面，切开腕尺侧管，找到尺神经。尺神经在豌豆骨的外下方分为浅、深两支。尺神经浅支在尺动脉尺侧走行，在掌短肌深面分为两支：指掌侧固有神经（proper palmar digital nerves）分布至小指；指掌侧总神经

（common palmar digital nerves）再分为两支指掌侧固有神经，分布至第 4、5 指的相对缘。

3）追踪正中神经及其分支：正中神经经腕管进入手掌并分支：返支，在屈肌支持带下缘处找到正中神经返支，追踪其向外上方进入鱼际肌；指掌侧总神经，与指掌侧总动脉伴行，追踪其进入手指处。

（5）解剖鱼际肌和小鱼际肌

1）清除鱼际筋膜，打开外侧鞘（即鱼际鞘），清理并辨认鱼际肌（thenar muscles）：①拇短展肌（abductor pollicis brevis muscle）：位于浅层，起自屈肌支持带和舟骨，止于拇指近节指骨底；②拇对掌肌（opponens pollicis muscle）：位于拇短展肌的深面，起自屈肌支持带和大多角骨，附于第 1 掌骨全长；③拇短屈肌（flexor pollicis brevis muscle）：最小，位于拇对掌肌的内侧，起自屈肌支持带和大多角骨，附着于拇指近节指骨底。

有认为：另一块运动拇指的肌肉拇收肌（adductor pollicis muscle），位于拇短屈肌的深面和远端，斜头起自屈肌支持带和头状骨，横头起自第 3 掌骨，止于拇指近节指骨底。其位于拇收肌鞘内，不属于鱼际肌，由尺神经支配。鱼际肌主要由正中神经支配。

2）清除小鱼际筋膜，打开内侧鞘（即小鱼际鞘），清理并辨认小鱼际肌（hypothenar muscles）：①小指展肌（abductor digiti minimi muscle）：位于浅层的内侧，起自豌豆骨和屈肌支持带，附着于小指近节指骨底；②小指短屈肌（flexor digiti minimi brevis muscle）：位于浅层的外侧，起自钩骨和屈肌支持带，附着于小指近节指骨底，可缺如；③小指对掌肌（opponens digiti minimi muscle）：位于小指展肌和小指短屈肌深面，起自钩骨和屈肌支持带，附于第 5 掌骨全长。

（6）解剖腕管：触摸豌豆骨（pisiform bone）、舟骨结节（tubercle of the scaphoid bone）、钩骨的钩（hook of the hamate bone）、大多角骨结节（tubercle of the trapezium bone）以及这些骨形成的腕骨沟和屈肌支持带构成腕管（carpal tunnel）。

在屈肌支持带正中做一纵行切口，打开腕管。指浅屈肌（flexor digitorum superficialis muscle）、指深屈肌（flexor digitorum profundus muscle）、拇长屈肌（flexor pollicis longus muscles）和正中神经（median nerve）通过腕管。在腕管内辨认包裹指浅屈肌和指深屈肌的屈肌总腱鞘（common flexor sheath）和拇长屈肌腱鞘，切开探查其交通，仔细分离各个肌腱。分离正中神经，并向前臂及手掌方向追踪。

（7）蚓状肌和骨间肌：清理蚓状肌（lumbrical muscles），起自指深屈肌腱，止于指背腱膜。用刀柄探查位于指屈肌腱和蚓状肌后方的掌中间隙（midpalmar space）及位于拇收肌前方的鱼际间隙（thenar space）。掌中间隙的近侧经腕管与前臂屈肌后间隙相交通。

骨间掌侧肌（palmar interossei muscles），3 块，位于第 2～4 掌骨间隙内，起自掌骨，止于指背腱膜。骨间背侧肌（dorsal interossei muscles），4 块，位于 4 个掌骨间隙的背侧，各有两个头起自相邻骨面，止于近节指骨底和指背腱膜。

　　（8）追踪桡动脉：清理拇收肌，在拇收肌与第一骨间背侧肌之间，找出桡动脉（radial artery）发出至拇指和示指的分支，即拇指主要动脉（princeps pollicis artery）和示指桡侧动脉（radial artery of index）。桡动脉发出掌浅支，参与构成掌浅弓（superficial palmar arch）。

　　追踪桡动脉，自第一骨间背侧肌两头之间出现在手掌，经拇收肌两头之间，至构成掌深弓。

　　（9）解剖掌深弓及其分支：在豌豆骨外下方寻找尺神经（ulnar nerve）深支和尺动脉（ulnar artery）掌深支。清除周围结缔组织，切断附近肌肉，追踪尺神经深支穿过手掌，有尺动脉的深支伴行。尺动脉的掌深支向内侧与桡动脉末端吻合构成掌深弓（deep palmar arch）。掌深弓位于屈肌总腱鞘的深面，掌骨和骨间肌的浅面，约在腕掌关节高度。清理追踪掌深弓及发出的各分支，有同名静脉伴行。①掌心动脉（palmar metacarpal arteries），又称骨间掌侧动脉（palmar interosseous arteries），3支，沿骨间掌侧肌下行，与相应的指掌侧总动脉吻合；②穿支（perforating branches），多为3支，至手背；③返支（recurrent branches），向腕部走行，与腕掌动脉网（palmar carpal rete）的分支吻合。

　　（10）解剖手指掌面

　　1）沿手指纵切口将皮肤翻向两侧，从指蹼处向远侧追踪指掌侧固有动脉和神经。

　　2）观察指浅、深屈肌腱：清理指屈肌腱纤维鞘，纵行切开腱鞘，观察指浅屈肌腱裂孔及附着点、指深屈肌腱的走行及终止，注意它们之间的关系。为了观察指浅肌腱的附着处，切断一条指深肌腱，并从鞘内抽出。指浅屈肌腱于近节指骨处变扁，并包绕指深屈肌腱，向远侧分为两股，附着于中节指骨的两侧缘，中间形成腱裂孔，指深屈肌腱自此穿过，止于远节指骨底。

　　将指屈肌腱拉起，观察腱系膜及连接肌腱与指骨的腱纽（vincula）。

复习要点

1．臂与前臂前面皮神经的分布。

2．头静脉、贵要静脉及肘正中静脉的位置和走行。

3．腋窝的边界及内容。

4．腋动脉的分段及其主要分支。

5．臂丛的结构和分支。

6．臂前群各肌的起止、功能、神经支配和血液供应。

7．肱动脉的走行及分支。

8．肘窝的边界及内容。

9．前臂前群各肌的起止、功能、神经支配和血液供应。

10．桡侧血管神经束、正中血管神经束、尺侧血管神经束、骨间前血管神经束的位置及组成。

11．桡动脉和尺动脉的走行及分支。

12．正中神经和尺神经的走行及分支。

13．手掌肌外侧群（鱼际肌）、中间肌、内侧群（小鱼际肌）各肌的起止、功能、神经支配和血液供应。

14．腕管的位置、结构及内容。

15．掌浅弓和掌深弓的位置、组成及分支。

前臂的浅静脉（图6-2）

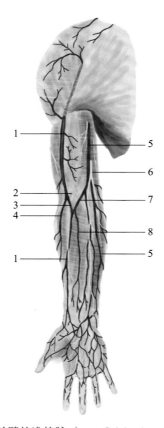

图 6-2　前臂的浅静脉（superficial veins of forearm）

1. 头静脉（cephalic vein）；2. 前臂外侧皮神经（lateral antebrachial cutaneous nerve）；
3. 头正中静脉（median cephalic vein）；4. 副头静脉（accessory cephalic vein）；
5. 贵要静脉（basilic vein）；6. 前臂内侧皮神经（medial antebrachial cutaneous nerve）；
7. 贵要正中静脉（median basilic vein）；8. 前臂正中静脉（median antebrachial vein）

（杨琛轩　刘津平）

腋窝的内容（前面观）（图6-3）

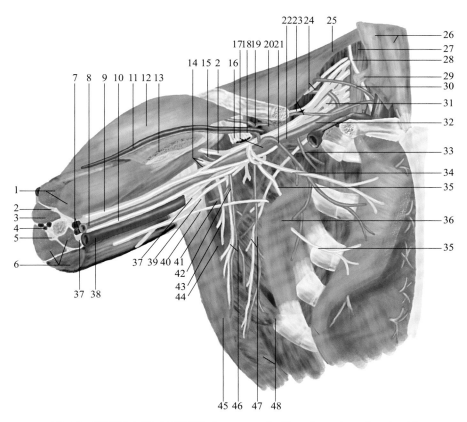

图 6-3　腋窝的内容（前面观）[contents of axillary fossa（anterior view）]

1．肱二头肌（biceps brachii muscle）；2．肌皮神经（musculocutaneous nerve）；3．肱肌（brachialis muscle）；
4．肱深动脉（deep brachial artery）；5．桡神经（radial nerve）；6．肱三头肌（triceps brachii muscle）；
7．肱静脉（brachial vein）；8．肱动脉（brachial artery）；9．正中神经（median nerve）；
10．前臂内侧皮神经（medial antebrachial cutaneous nerve）；11．头静脉（cephalic vein）；
12．三角肌（deltoid muscle）；13．胸大肌（切断）[pectoralis major（cut）]；
14．腋神经和旋肱后动脉（axillary nerve and posterior circumflex humeral artery）；
15．旋肱前动脉（anterior circumflex humeral artery）；16．胸小肌腱（切断）[pectoralis minor tendon（cut）]；
17．胸肩峰动脉（thoracoacromial artery）；18．三角肌支（deltoid branch）；19．肩峰支（acromial branch）；
20．锁骨支（clavicular branch）；21．胸肌支（pectoral branch）；22．腋动脉（axillary artery）；
23．肩胛上动脉和神经（suprascapular artery and nerve）；24．肩胛背动脉和神经（dorsal scapular artery & nerve）；
25．斜方肌（trapezius muscle）；26．胸锁乳突肌（sternocleidomastoid muscle）；27．前斜角肌（anterior scalenes）；
28．膈神经（phrenic nerve）；29．肩胛舌骨肌（omohyoid muscle）；30．颈横动脉（transverse cervical artery）；
31．臂丛（brachial plexus）；32．锁骨下动、静脉（subclavian artery and vein）；33．胸上动脉（superior thoracic artery）；
34．胸外侧神经（lateral pectoral nerve）；35．胸内侧神经（medial pectoral nerve）；
36．胸小肌（切断）[pectoralis minor（cut）]；37．尺神经（ulnar nerve）；38．贵要静脉（basilic vein）；
39．臂内侧皮神经（medial brachial cutaneous nerve）；40．肋间臂神经（intercostobrachial nerve）；
41．旋肩胛动脉（circumflex scapular artery）；42．肩胛下动脉（subscapular artery）；43．肩胛下神经（subscapular nerve）；
44．大圆肌（teres major muscle）；45．背阔肌（latissimus dorsi muscle）；46．胸背动脉和神经（thoracodorsal artery and nerve）；
47．胸外侧动脉和胸长神经（lateral thoracic artery and long thoracic nerve）；48．前锯肌（serratus anterior muscle）

（张宗慕雨　刘津平）

前臂的肌肉、血管和神经（图 6-4）

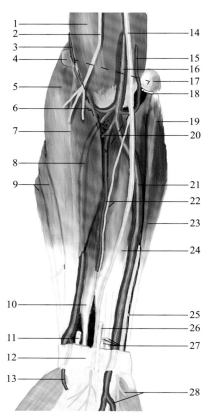

图 6-4　前臂的肌肉、血管和神经（前面观）
[muscles, blood vessels and nerves of forearm（anterior view）]

1．肱肌（brachialis muscle）；2．前臂外侧皮神经（lateral antebrachial cutaneous nerve）；
3．桡侧返动脉（radial recurrent artery）；4．外上髁（lateral epicondyle）；5．肱桡肌（brachioradialis muscle）；
6．桡神经深支（radial nerve deep branch）；7．桡神经浅支（radial nerve superficial branch）；
8．桡动脉（radial artery）；9．桡侧腕长、短伸肌（extensor carpi radialis longus muscle and brevis muscle）；
10．拇长屈肌（flexor pollicis longus muscle）；11．桡侧腕屈肌腱（切断）[flexor carpi radialis tendon（cut）]；
12．腕掌侧韧带（palmar carpal ligament）；13．桡动脉掌浅支（superficial palmar branch of radial artery）；
14．正中神经（median nerve）；15．尺侧返动脉前支（anterior ulnar recurrent artery）；16．肱动脉（brachial artery）；
17．内上髁（medial epicondyle）；18．总屈肌腱起点（common flexor tendon attachment）；19．尺神经（ulnar nerve）；
20．骨间膜后动脉（posterior interosseous artery）；21．尺动脉（ulnar artery）；
22．骨间膜前动脉与神经（anterior interosseous artery and nerve）；23．尺侧腕屈肌（flexor carpi ulnaris muscle）；
24．指深屈肌（flexor digitorum profundus muscle）；25．尺神经手背支（ulnar nerve dorsal branch）；
26．掌长肌腱（palmaris longus tendon）；27．指浅屈肌腱（flexor digitorum superficialis tendons）；
28．尺动脉掌深支和尺神经深支（deep palmar branch of ulnar artery and deep branch of ulnar nerve）

（张天见　刘津平）

实验七：肩、臂、肘、前臂后区及手背

一、尸位及体表标志

尸体俯卧位，肩部垫高，上肢外展，前臂旋前。辨认：肩峰（acromion），肩胛冈（spine of scapula），肩胛骨（scapula）上、下角和内、外侧缘，尺骨鹰嘴（olecranon of ulna），肱骨内、外上髁（medial and lateral epicondyle of humerus），肘后内侧沟（cubital posteromedial sulcus）（其深处为肱骨的尺神经沟），桡骨茎突（styloid process of radius），尺骨茎突（styloid process of ulna）等体表标志。

二、皮肤切口

见图 7-1。

（1）在背部正中线自枕外隆突向下至肩胛骨下角高度，做一纵行切口。

（2）平肩胛骨下角水平，自正中线向外侧切至腋后线。

（3）自第 7 颈椎棘突向外侧切至肩峰，再沿肩部向下切至臂上、中 1/3 交界处，于此平面做横行切口，与臂前区的切口相接。

（4）在肱骨内、外上髁连线的下方 3～4 横指处做一横切口，与前臂前区的横切口相接。

（5）在腕背，做横切口与腕前横切口相接。

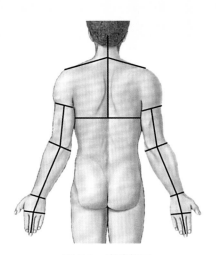

图 7-1　皮肤切口

（6）沿臂后部中线向下，做纵行切口至腕部。

（7）在手背，沿掌指关节做横切口。

（8）自腕背侧横切口的中点向下，做纵行切口至中指近端。沿中指背面中线，做纵行切口直达甲根部。

提起上述纵切口的皮缘，向两侧剥离，翻开皮片。

三、解剖操作

1. 解剖浅层结构

（1）浅静脉：手背浅筋膜内，丰富的浅静脉相互吻合形成手背静脉网（dorsal venous rete of hand）。静脉网的桡侧半与拇指的静脉，在第 1 掌骨间隙处汇合形成头静脉（cephalic vein）。静脉网的尺侧半与小指的静脉，在第 4 掌骨间隙处汇合形成贵要静脉（basilic vein）。头静脉和贵要静脉分别沿前臂后区远侧的桡侧和尺侧上行，转向前臂前区。

（2）皮神经

1）臂外侧上皮神经（superior lateral brachial cutaneous nerve），为腋神经的皮支，自三角肌后缘穿出，分布于三角肌区和臂上部外侧区的皮肤；

2）臂外侧下皮神经（inferior lateral brachial cutaneous nerve），为桡神经的分支，穿过肱三头肌外侧头，自肱骨三角肌粗隆处穿出，与头静脉伴行，分布于臂下部外侧区的皮肤；

3）臂后皮神经（posterior brachial cutaneous nerve），桡神经的分支，在肱骨三角肌粗隆处穿出，分布于臂后区的皮肤；

4）前臂后皮神经（posterior antebrachial cutaneous nerve），自桡神经发出，穿过肱三头肌外侧头，在臂后中、下 1/3 交界处穿出深筋膜，分布于前臂后区的皮肤，与前臂内侧皮神经和前臂外侧皮神经的分支有交通；

5）桡神经浅支，分布于手背桡侧半皮肤，发出 5 条指背神经，分布于拇指、示指和中指近节相对象的皮肤；

6）尺神经手背支，分布于手背尺侧半皮肤，发出 5 条指背神经，分布于小指、环指和中指相对象的皮肤。

2. 解剖肩后部

（1）解剖三角肌：三角肌（deltoid muscles）从前面、后面和外侧包绕肩关节，形成肩部圆隆形外观，起自锁骨（clavicle）外 1/3、肩峰（acromion）和肩胛冈（spine of scapula）。纤维汇聚，止于肱骨的三角肌粗隆（deltoid tuberosity of humerus）。

（2）解剖肩带肌：在三角肌起点处切断，翻向其附着点，勿损伤深面的腋神经（axillary nerve）和旋肱后动、静脉（posterior circumflex humeral artery and vein）。辨认冈上肌、冈下肌和小圆肌。追踪腋神经和旋肱后动脉，向后至肩胛下肌和大圆肌之间的裂隙。

1）冈上肌（supraspinatus muscle）起自肩胛骨的冈上窝，止于肱骨大结节的上部；

2）冈下肌（infraspinatus muscle）起自冈下窝，止于肱骨大结节的中部；

3）小圆肌（teres minor muscle）位于冈下肌的下方，起自肩胛骨外侧缘背面，止于肱骨大结节的下部；

4）大圆肌（teres major muscle）位于小圆肌的下方，起自肩胛骨下角背面，止于肱骨小结节嵴；

5）肩胛下肌（subscapularis muscle）起自肩胛下窝，止于肱骨小结节。

（3）解剖肩胛上血管和神经：切断冈上肌和冈下肌，在其深面寻找肩胛上动脉（suprascapular artery）和肩胛上神经（suprascapular nerve）。

肩胛切迹的上方有肩胛上韧带（suprascapular ligament）。肩胛上动脉经韧带的上方，肩胛上神经经韧带的下方，分布于冈上肌和冈下肌。旋肩胛动脉（circumflex scapular artery）经三边孔穿出，与肩胛上动脉吻合。

（4）解剖四边孔和三边孔：分离上述肌肉，注意肱三头肌长头穿过它们之间的三角形间隙，分成内侧的三边孔和外侧的四边孔。

1）三边孔（triangular space）位于肩胛下肌、大圆肌、肱三头肌长头之间的间隙，有旋肩胛动脉通过；

2）四边孔（quadrangular space）位于肩胛下肌、大圆肌、肱三头肌长头和肱骨上端之间的间隙，有旋肱后动脉及腋神经通过。

（5）解剖肩关节：肩带肌中的冈上肌、冈下肌、小圆肌和肩胛下肌的肌腱，经过肩关节周围时，相互连接形成环形腱板，并与肩关节囊相愈着，称为肩袖（rotator cuff）。

肩关节的关节囊薄而松弛，有肩袖加强，前壁有盂肱韧带（glenohumeral ligaments）加强，上壁有喙肱韧带（coracohumeral ligament）加强，下壁最为薄弱。切开关节囊，观察肩关节的构成，肩胛骨的关节盂和肱骨头。

3. 解剖臂后部

（1）解剖肱三头肌：清除浅筋膜，显露深筋膜。纵行切开深筋膜向两侧剥离，探查深入臂肌前、后群之间的内、外侧肌间隔。

去除臂后面的深筋膜，暴露位于臂后骨筋膜鞘内的肱三头肌（triceps muscle）。从上方开始分离，肱三头肌的长头起自肩胛骨的盂下结节，外侧头起自肱骨后面桡神经沟的外上方，内侧头起自桡神经沟的内下方。三头向下汇合，止于尺骨粗隆。

（2）解剖肱骨肌管：肱三头肌与肱骨桡神经沟围成肱骨肌管（humeromuscular tunnel），内有桡神经（radial nerve）和伴行的肱深动脉（deep brachial artery）走行。

走行于肱骨肌管的桡神经和肱深动、静脉，组成桡血管神经束。

分离覆盖桡神经的肱三头肌外侧头，将外侧头翻起，暴露肱骨桡神经沟内的桡神经、肱深动脉和桡神经沟下方的肱三头肌内侧头的上部。

桡神经：在腋窝处位于腋动脉后方；在肱骨肌管内紧贴桡神经沟骨面走行，发出肌支支配肱三头肌；本干穿过臂外侧肌间隔，经肱肌与肱桡肌之间，向肘前外侧区走行，发出肌支支配肱桡肌和桡侧腕长、短伸肌；在肱骨外上髁前面分为浅支和深支两终末支。

肱深动脉，在肱骨肌管的中部分为前、后两支：前支较粗大，与桡神经一起穿过臂外侧肌间隔，到达臂前区；后支较细小，在臂后区下行。

肱深静脉有两条，注入肱静脉。

4. 解剖肘后区

（1）尺神经（ulnar nerve），与尺侧上副动脉一起进入臂部后筋膜腔，继续追踪至肱骨内侧髁。尺神经走行于肱骨内侧髁后下方的尺神经沟内，向前穿过尺侧腕屈肌起点，向前臂前内侧走行。

临床上把尺神经沟处称为肘管（cubital tunnel）：前壁为尺侧副韧带，后壁为连接尺侧腕屈肌两头的三角韧带，外侧壁是鹰嘴，内侧壁是肱骨内上髁。尺神经在管内与尺侧上副动脉或尺侧返动脉后支伴行。

从内侧肌间隔的后面去除结缔组织，寻找尺侧下副动脉的后支。

尺侧上副动脉（superior ulnar collateral artery）和尺侧下副动脉（inferior ulnar collateral artery）由肱动脉发出。尺侧返动脉（ulnar recurrent artery）由尺动脉发出，上行，分为前、后两支，均参与构成肘关节动脉网（cubital articular arterial rete）。

（2）在中线上垂直切开肱三头肌腱膜，翻开，暴露肘关节囊，观察桡侧副韧带（radial collateral ligament）、尺侧副韧带（ulnar collateral ligament）和包绕桡骨头的桡骨环状韧带（annular ligament of radius）。纵行切开关节囊观察肘关节的构成。

5. 解剖前臂后部

（1）清除浅筋膜，暴露深筋膜。深筋膜形成前臂后骨筋膜鞘（posterior osteofascial compartment of forearm）的后界，在近侧部提供部分伸肌的起点，在腕部增厚形成伸肌支持带（extensor retinaculum）。

（2）清理并辨认伸肌浅群，从桡侧向尺侧依次：桡侧腕长伸肌（extensor carpi radialis longus muscle）、桡侧腕短伸肌（extensor carpi radialis brevis muscle）、指伸肌（extensor digitorum muscle）、小指伸肌（extensor digiti minimi muscle）、尺侧腕伸肌（extensor carpi ulnaris muscle）及位于肘关节后面的肘肌（anconeus muscle）。肘肌起自肱骨外上髁的后面，附着于尺骨后面。

（3）从支持带游离指伸肌，向内侧牵拉，清理并辨认深面的 5 块肌肉，从桡侧向尺侧依次：旋后肌（supinator muscle）、拇长展肌（abductor pollicis longus muscle）、拇短伸肌（extensor pollicis brevis muscle）、拇长伸肌（extensor pollicis longus muscle）和示指伸肌（extensor indicis muscle）。

（4）清理骨间后动脉和神经：骨间后动、静脉和神经组成骨间后血管神经束：①骨间后动脉（posterior interosseous artery），自骨间总动脉发出后，在前臂后面浅、深两层肌之间向下走行，分支营养邻近肌肉。②骨间后静脉（posterior interosseous vein），与骨间后动脉伴行。③桡神经（radial nerve）在肱骨外上髁前方发出桡神经深支，向下后方走行，发出分支至桡侧腕长、短伸肌和旋后肌。自旋后肌穿出后，称为骨间后神经（posterior interosseous nerve），与骨间后动、静脉伴行，在浅、深层肌之间下行，分支支配前臂后群肌。

6. 解剖手背

(1) 解剖伸肌支持带及其深面结构：伸肌支持带（extensor retinaculum），又称腕背侧韧带（dorsal carpi ligament），由腕背侧深筋膜增厚形成，内侧附于尺骨茎突和三角骨，外侧附于桡骨远端外侧缘。清理、观察伸肌支持带，其向深面发出 5 个纤维隔，附于桡、尺骨的背面，形成 6 个骨纤维管。

在各骨纤维管分别纵行切开伸肌支持带，观察通过各骨纤维管的肌腱和腱鞘。前臂后群肌的 9 条伸肌腱由此通过，从桡侧向尺侧依次：①拇长展肌和拇短伸肌腱及腱鞘；②桡侧腕长、短伸肌腱及腱鞘；③拇长伸肌腱及腱鞘；④指伸肌和示指伸肌腱及腱鞘；⑤小指伸肌腱及腱鞘；⑥尺侧腕伸肌腱及腱鞘。

(2) 解剖鼻烟壶：鼻烟壶（snuff box）为拇指根部的三角形凹陷，桡侧为拇长展肌腱和拇短伸肌腱，尺侧为拇长伸肌腱，近侧为桡骨下端。辨认这 3 条肌腱。在鼻烟壶的底有垂直走行的桡动脉（radial artery）。追踪桡动脉至第一掌骨间隙，在第一骨间背侧肌（first dorsal interosseous muscle）两个头之间穿出。

(3) 解剖手背深筋膜：手背深筋膜分为两层：浅层为手背腱膜（aponeurosis dorsalis manus），是腕后面伸肌支持带的延续，与指伸肌腱融合；深层为骨间背侧筋膜（dorsal interosseous fascia）。探查二者之间的腱膜下间隙（subaponeurotic space）。

(4) 清理手背的动脉：这些血管不明显，很难展示。①腕背侧弓或网（dorsal carpal arch or rete），由桡动脉或尺动脉的腕背侧支吻合形成；②掌背侧动脉（dorsal metacarpal arteries），4 支，发自腕背侧弓，与掌深弓（deep volar arch）有吻合；③指背动脉（dorsal digital branches），自掌背侧动脉发出，与指掌侧总动脉（common palmar digital artery）有吻合。

(5) 清理羽状的骨间背侧肌（dorsal interossei muscles），去除包裹它们的筋膜鞘，追踪肌腱至指背腱膜（extensor expansions, dorsal aponeurosis）。翻转手，追踪蚓状肌（lumbrical muscles）至指背腱膜，同样追踪骨间掌侧肌（palmar interossei muscles）肌腱。

指伸肌腱越过掌骨头后，向两侧扩展，包绕掌骨小头和近节指骨的背面，称指背腱膜（dorsal aponeurosis）。其向远侧分为 3 束，中间束止于中节指骨底，两侧束在中节指骨背面合并后，止于远节指骨。侧束的远侧有蚓状肌附着，近侧有骨间肌附着。

复习要点

1．臂与前臂后面皮神经的分布。

2．肩带肌各肌的起止、功能、神经支配和血液供应。

3．四边孔和三边孔的边界及通过的结构。

4．臂后群肌的起止、功能、神经支配和血液供应。

5．肱骨肌管的位置及通过的结构。

6．肘管的位置及通过的结构。

7．前臂后群各肌的起止、功能、神经支配和血液供应。

8．骨间后血管神经束的位置及组成。

9．伸肌支持带的位置及其深面的结构。

10．鼻烟壶的位置及内容。

11．桡神经的走行及分支。

三边孔和四边孔（图 7-2）

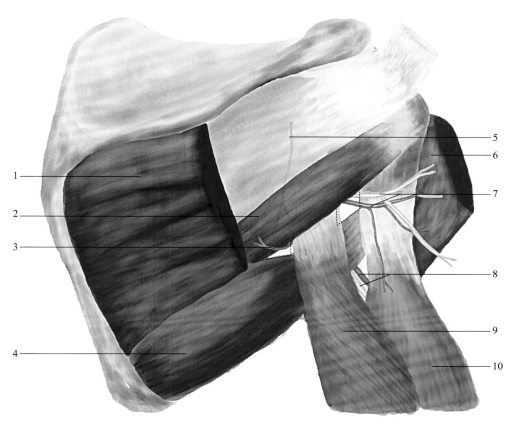

图 7-2　三边孔和四边孔（后面观）
[triangular space and quadrangular space（posterior view）]

1．冈下肌（切断）[infraspinatus muscle（cut）]；2．小圆肌（teres minor muscle）；
3．旋肩胛动脉（circumflex scapular artery）；4．大圆肌（teres major muscle）；
5．肩胛下动脉（subscapular artery）；6．三角肌（翻开）[deltoid muscle（reflected）]；
7．旋肱后动脉和腋神经（posterior circumflex humeral artery and axillary nerve）；
8．肱深动脉和桡神经（profunda brachii（deep brachial）artery and radial nerve）；
9．肱三头肌长头（long head of triceps brachii muscle）；
10．肱三头肌外侧头（lateral head of triceps brachii muscle）

（张天见　刘津平）

腕伸肌支持带深面的结构（图 7–3）

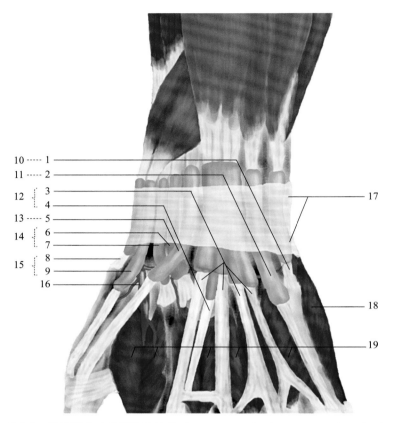

图 7-3　腕伸肌支持带深面的结构（structures under the extensor retinaculum）

1．尺侧腕伸肌（extensor carpi ulnaris）；2．小指伸肌（extensor digiti minimi）；3．指伸肌（extensor digitorum）；
4．示指伸肌（extensor indicis）；5．拇长伸肌（extensor pollicis longus）；6．桡侧腕短伸肌（extensor carpi radialis brevis）；
7．桡侧腕长伸肌（extensor carpi radialis longus）；8．拇长展肌（abductor pollicis longus）；
9．拇短伸肌（extensor pollicis brevis）；10．第 6 骨纤维管（compartment 6）；11．第 5 骨纤维管（compartment 5）；
12．第 4 骨纤维管（compartment 4）；13．第 3 骨纤维管（compartment 3）；14．第 2 骨纤维管（compartment 2）；
15．第 1 骨纤维管（compartment 1）；16．鼻烟壶内的桡动脉（radial artery in anatomical snuffbox）；
17．伸肌支持带（extensor retinaculum）；18．小指展肌（abductor digiti minimi muscle）；
19．骨间背侧肌（dorsal interosseous muscle）

（陈奕均　刘津平）

实验八：脊柱区

一、尸位及体表标志

尸体俯卧位，自上而下辨认枕外隆突（external occipital protuberance）、上项线（superior nuchal line）、乳突（mastoid process）、第 7 颈椎棘突（spinous process）、肩胛冈（spine of scapula）、肩峰（acromion）、肩胛骨下角（inferior angle of scapula）、第 12 肋（12th rib）、髂嵴（iliac crest）、髂后上棘（posterior superior iliac spine）、骶角（sacral cornu）、全部胸椎及腰椎棘突等体表标志。

模拟腰椎穿刺：在第 3、4 腰椎棘突或第 4、5 腰椎棘突之间穿刺，缓慢进针，依次穿过皮肤、浅筋膜、深筋膜、棘上韧带（supraspinal ligament）、棘间韧带（interspinal ligament）、黄韧带（ligament flava），进入椎管（spinal canal），再穿过硬脊膜（cerebral dura mater）和蛛网膜（cerebral arachnoid mater），进入蛛网膜下隙（subarachnoid space）。穿过黄韧带和硬脊膜时，有明显的突破感。活体，穿刺针进入蛛网膜下隙后，有脑脊液（cerebrospinal fluid）流出。

二、皮肤切口

见图 8-1。

（1）沿背部正中线向下至尾骨尖做一纵行切口；

（2）从枕外隆突向外，沿上项线，至乳突；

（3）从骶骨中部向外上，沿髂嵴至髂前上棘。

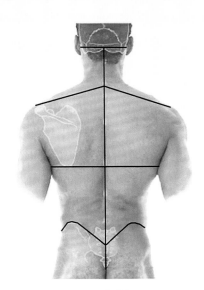

图 8-1　皮肤切口

三、解剖操作

（一）解剖浅层结构

脊柱区的皮肤厚而坚韧，浅筋膜在项上区含纤维较多，在腰区含脂肪较多。

将皮肤和浅筋膜翻起，去除浅筋膜时可见发自脊神经后支的背部皮神经。在项部、背部上部，脊神经后支在靠近中心处穿出；在背部下部及腰部，脊神经后支在近肋角处及胸腰筋膜的外侧部穿出。

较大的皮神经：①枕大神经（greater occipital nerve），为第 2 颈神经后支的皮支，从枕外隆突外侧 2～3 cm、斜方肌的起始部穿出，其外侧有枕动脉伴行上行；②臀上皮神经（superior cluneal nerves），由第 1～3 腰神经后支的外侧支组成，自竖脊肌外侧缘浅出，越过髂嵴，分布于臀区上部的皮肤；③臀中皮神经（middle cluneal nerves），由第 1～3 骶神经后支的分支组成，分布于臀区中部的皮肤。

（二）解剖斜方肌和背阔肌

1. 观察浅层肌　第一层即斜方肌、背阔肌和腹外斜肌后部。

（1）项部的深筋膜分为两层，浅层覆盖斜方肌表面，深层位于斜方肌深面，称为项筋膜（nuchal fascia）。胸背部与腰部的深筋膜也分为两层，浅层薄弱，覆盖斜方肌和背阔肌表面，深层位于斜方肌和背阔肌深面，竖脊肌表面，称为胸腰筋膜（thoracolumbar fascia）。

（2）斜方肌（trapezius muscle）是一扁平的三角形肌，以长线状起点起自上项线（superior nuchal line）内 1/3、项韧带（ligamentum nuchae）和全部 12 个胸椎棘突。纤维向外侧汇聚呈 V 形，附着于锁骨（clavicle）外 1/3 的后缘、肩峰（acromion）的内侧缘和肩胛冈（scapular spine）的上缘。

（3）背阔肌（latissimus dorsi muscle）是一扁阔的肌肉，覆盖背部下半外侧，有一部分被斜方肌下部所覆盖。起点广泛，起自下位第 5、6 胸椎的棘突，腰背筋膜的后层，髂嵴后半的外侧唇，一小部分起自下位 3～4 肋的外面，与腹外斜肌（external oblique muscle of the abdomen）下部的起点关系密切。肌纤维向上向外汇聚成一扁腱，经大圆肌（teres major muscle）下缘，附着于肱骨的小结节嵴。

（4）辨认听诊三角（auditory triangle）。在斜方肌外下方、肩胛骨下角的内侧有一三角形的肌间隙，为听诊三角。由斜方肌外下缘、背阔肌上缘和肩胛骨脊柱缘围成。

2. 解剖斜方肌和背阔肌

（1）解剖斜方肌：将斜方肌与深面组织钝性分离后，沿正中线外侧 1～2 cm，纵行切断斜方肌，其起点处很薄，小心勿伤及深面的菱形肌（rhomboid muscles），向外侧翻起。辨认其外上缘深面的副神经（accessory nerve）和颈横血管（transverse cervical vessels）的分支，修整追踪副神经及其伴行血管，观察神经血管的入肌点。

1）副神经（accessory nerve）：从胸锁乳突肌后缘中、上 1/3 交点处斜向外下，在斜方肌前缘中、下 1/3 交点处的深面进入，分支支配两肌。

2）颈横动脉（transverse cervical artery）：甲状颈干（thyrocervical trunk）的分支，在肩胛舌骨肌（omohyoid muscle）下腹的上方横向走行，至斜方肌前缘，可分为深支肩胛背动脉、浅支颈浅动脉。分支营养项背部的肌肉。

3）肩胛背动脉（dorsal scapular artery）：起自锁骨下动脉（subclavian artery）更为多见，向外侧穿过或越过臂丛，经中斜角肌前面，向后走行至肩胛提肌深面。

4）颈浅动脉（superficial cervical artery）：经膈神经、前斜角肌和臂丛的前面，向后外走行至颈根部，经肩胛提肌前缘，下降进入斜方肌深面。

（2）解剖背阔肌：将背阔肌与深面结构钝性分离，沿其肌性部外侧 1～2 cm 处纵行切开，向外侧翻起，仔细与深面的下后锯肌分开。切断背阔肌在下位 3～4 肋和肩胛骨下角背面的起点，翻向腋区，寻找胸背神经、胸背动脉及其伴行静脉。清理、追踪这些神经和血管，至其进入肌肉处。

1）胸背神经（thoracodorsal nerve）：发自臂丛后束，沿肩胛骨外侧缘下行，支配背阔肌。

2）胸背动脉（thoracodorsal artery）：肩胛下动脉的终支之一，与胸背神经伴行，沿肩胛骨外侧缘，在背阔肌和前锯肌之间下行，支配两肌。

（三）解剖第二层肌

第二层肌位于斜方肌和背阔肌的深面，包括夹肌、头半棘肌、肩胛提肌、菱形肌、上后锯肌、下后锯肌和腹内斜肌后部。

1. **解剖肩胛提肌和菱形肌**　翻开斜方肌，辨认连接肩胛骨内侧缘和脊柱的肌肉，从上向下有肩胛提肌、小菱形肌和大菱形肌。

（1）肩胛提肌（levator scapulae muscle）：起自上 4 个颈椎的横突，止于肩胛骨的上角。

（2）菱形肌（rhomboid muscles）：包括上方的小菱形肌（rhomboid minor muscle），起自第 6、7 颈椎棘突，止于肩胛骨脊柱缘；下方的大菱形肌（rhomboid major muscle）起自第 1～4 胸椎棘突，止于肩胛骨脊柱缘。

（3）沿正中线外侧 2～3 cm 处纵行切断菱形肌，向外侧翻开，寻找其深面的肩胛背神经和肩胛背动脉及其伴行静脉。

肩胛背神经（dorsal scapular nerve）：发自臂丛锁骨上部，穿中斜角肌斜向外下，至肩胛提肌深面，与肩胛背动脉伴行，沿肩胛提肌内侧缘下行，支配肩胛提肌和菱形肌。

2. **解剖上后锯肌和下后锯肌**　翻开菱形肌，暴露深面的上后锯肌（serratus posterior superior muscle）。上后锯肌起自第 6、7 颈椎和第 1、2 胸椎棘突，肌纤维斜向外下方，止于第 2～5 肋骨肋角的外侧面。

下后锯肌（serratus posterior inferior muscle），位于背阔肌中部的深面，借腱膜起自第

11、12 胸椎和第 1、2 腰椎棘突，肌纤维斜向外上方，止于第 9~12 肋骨下缘。

观察、比较上后锯肌与下后锯肌肌纤维方向，了解二者对肋骨的作用及对呼吸功能的影响。上后锯肌可上提 2~5 肋，帮助深吸气；下后锯肌可降肋助呼气。

3. 解剖夹肌和头半棘肌   沿正中线外侧 2~3 cm 处切断上后锯肌，翻向外侧，暴露夹肌。外侧部为头夹肌（splenius capitis muscle），起自项韧带下部至第 2 胸椎棘突，向外上方，止于颞骨乳突及枕骨上项线外 1/3 的下方。内侧部为颈夹肌（splenius cervicis muscle），起自第 3~6 胸椎棘突，止于第 1~3 颈椎横突。

在正中线外侧 2~3 cm 处切断夹肌，暴露头半棘肌（semispinalis capitis muscle），位于颈椎横突和项韧带的两侧，起自第 1~6 胸椎横突，止于枕骨。

4. 观察腰上三角和腰下三角

（1）腰上三角（superior lumbar triangle），又称 Petit triangle，位于背阔肌深面、第 12 肋下方。内上界为下后锯肌下缘，内下界为竖脊肌外侧缘，外下界为腹内斜肌后缘。有时下后锯肌与腹内斜肌在第 12 肋上的附着点未接触，第 12 肋下缘参与构成一个边，围成四边形间隙。腰上三角的底，即深面，为腹横肌腱膜，腱膜的深面自上而下有 3 条神经：肋下神经（subcostal nerve）、髂腹下神经（iliohypogastric nerve）和髂腹股沟神经（ilioinguinal nerve），其走向与第 12 肋平行。思考在腰上三角进行肾手术时，如何避免损伤这些神经。触摸腰上三角的底部，体会其与肾之间的组织厚度。

（2）腰下三角（inferior lumbar triangle），又称 Grynfeltt-Lesshaft triangle，位于腰上三角的外下方，由髂嵴、腹外斜肌后缘和背阔肌前下缘围成。腰下三角的深面为腹内斜肌，表面仅由皮肤和浅筋膜覆盖，是一薄弱区，可出现腰疝。

（四）解剖胸腰筋膜和第三层肌

1. 解剖胸腰筋膜   胸腰筋膜（thoracolumbar fascia）在腰区特别发达，分为前、中、后 3 层。前层位于腰方肌前面，又称腰方肌筋膜。中层位于竖脊肌和腰方肌之间，内侧附着于腰椎横突末端及横突间韧带，外侧在腰方肌外侧缘与前层愈合，形成腰方肌鞘。后层位于竖脊肌的后面，内侧附着于腰椎横突和棘上韧带，外侧在竖脊肌外侧缘与中层愈合，形成竖脊肌鞘。

自第 12 肋平面向下，沿竖脊肌的中线纵行切开胸腰筋膜的后层，翻向两侧，暴露竖脊肌。将竖脊肌向内侧牵拉，观察深面的胸腰筋膜中层及竖脊肌鞘的形成。在胸腰筋膜中层的深面，为腰方肌和胸腰筋膜的前层，后续实验进行解剖。

2. 解剖竖脊肌   第三层肌包括竖脊肌（erector spinae muscle）和腹内斜肌后部。

竖脊肌纵列于脊柱棘突的两侧，起自骶骨的背面和髂嵴的后部，向上在胸廓的背面分为 3 列：外侧列为髂肋肌（iliocostalis），止于各肋骨肋角后部；中间列为最长肌（longissimus），止于各椎骨横突，可达颞骨乳突；内侧列为棘肌（spinalis），止于各椎骨棘突。在上胸部及项部，棘肌被发达的半棘肌（颈半棘肌、头半棘肌）所覆盖。

（五）解剖第四层肌

第四层肌主要包括横突棘肌（transversospinales muscle）和横突间肌（intertransversarii muscle）、枕下肌（suboccipital muscle）（椎枕肌）等背部最深层肌。

去除竖脊肌，特别是棘肌和最长肌的肌纤维，暴露其深面的横突棘肌（transversospinales muscle）。该肌起于横突，止于棘突，分 3 层肌纤维。浅层为半棘肌（semispinalis muscles），分为头、颈、胸半棘肌，肌纤维长，跨越约 5 个椎骨。在胸背区将半棘肌纤维去除，暴露中层的多裂肌（multifidus muscle），该肌跨越约 3 个椎骨。去除多裂肌纤维，可见深层的回旋肌（rotatores muscle），仅连接相邻的椎骨。将夹肌翻向外上方，暴露出粗壮的头半棘肌。将夹肌翻回复位，头半棘肌的肌纤维垂直纵列于颈椎棘突及项韧带的两侧，下部的大部被夹肌覆盖，观察、比较夹肌和头半棘肌的纤维走向。

横突间肌（intertransversarii muscle）连接相邻椎骨的横突，颈、腰部者较为发达。寻找并观察腰椎横突间的横突间肌。

枕下肌（suboccipital muscles）包括 4 对连接第 1、2 颈椎与枕骨之间的短肌：头后小直肌（rectus capitis posterior minor muscle），起自寰椎后弓的中部，止于枕骨；头后大直肌（rectus capitis posterior major muscle），起自枢椎棘突，止于枕骨；头上斜肌（obliquus capitis superior muscle），起自寰椎横突，止于枕骨；头下斜肌（obliquus capitis inferior muscle），起自枢椎棘突，止于寰椎横突。

（六）解剖枕下三角

在头半棘肌自枕骨附着处切断，翻向下方，暴露枕下肌及其围成的枕下三角（suboccipital triangle）。清理枕下肌及枕下三角内的结缔组织，充分暴露构成枕下三角的各肌。头上斜肌形成枕下三角的外上界，头下斜肌形成外下界，头后大直肌形成内上界。头后大直肌的内侧是头后小直肌，不参与枕下三角构成。在枕下三角内找出椎动脉（vertebral artery），该动脉自三角的外侧角行向内，横卧于寰椎后弓上方的椎动脉沟内。在三角内的下部找出枕下神经（suboccipital nerve），为第 1 颈神经的后支，支配枕下肌。向下追踪枕下神经，至其在头下斜肌与枢椎之间穿出的部位。

复习要点

1. 脊神经后支皮神经的分布。
2. 背部各层肌的起止、功能、神经支配和血液供应。
3. 听诊三角的位置和边界。
4. 腰上三角的位置、边界及其深面的结构。
5. 腰下三角的位置和边界。
6. 枕下三角的边界及内容。

枕下三角（图 8–2）

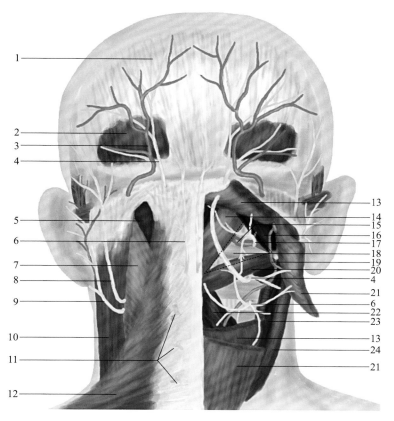

图 8-2　枕下三角（suboccipital triangle）

1．帽状腱膜（epicranial aponeurosis）；2．枕额肌枕腹（occipital belly of occipitofrontalis muscle）；

3．枕动脉（occipital artery）；4．枕大神经（第 2 颈神经后支内侧支）[great occipital nerve（medial branch of dorsal ramus of C2 spinal nerve）]；5．头半棘肌（semispinalis capitis muscle）；6．第 3 枕神经（第 3 颈神经后支内侧支）[third occipital nerve（medial branch of dorsal ramus of C3 spinal nerve）]；7．头夹肌（splenius capitis muscle）；

8．枕小神经（lesser occipital nerve）；9．耳大神经（great auricular nerve）；10．胸锁乳突肌（sternocleidomastoid muscle）；

11．第 4、5、6 颈神经后支的后皮支（posterior cutaneous branches of dorsal rami of C4, 5, 6）；

12．斜方肌（trapezius muscle）；13．头半棘肌（切断）[semispinalis capitis muscle（cut）]；

14．头后大直肌（rectus capitis posterior major muscle）；15．椎动脉（水平部）[vertebral artery（horizontal segment）]；

16．头上斜肌（obliquus capitis superior muscle）；17．枕下神经（第 1 颈神经后支）[suboccipital nerve（dorsal ramus of C1 spinal nerve）]；18．寰椎后弓（posterior arch of atlas）；19．枕动脉降支（descending branch of occipital artery）；

20．头下斜肌（obliquus capitis inferior muscle）；21．头夹肌（切断）[splenius capitis muscle（cut）]；

22．颈半棘肌（semispinalis cervicis muscle）；23．头最长肌（longissimus capitis muscle）；24．颈夹肌（splenius cervicis muscle）

（谢雯婷　刘津平）

实验九：会阴

一、尸位及体表标志

　　尸体仰卧位，辨认会阴的界限。会阴（perineum）是骨盆（pelvis）的出口，呈菱形，前界为耻骨联合（symphysis pubis）下缘，后界为尾骨尖（apex of coccyx），两侧为耻骨支、坐骨支、坐骨结节（ischial tuberosities）和骶结节韧带（sacrotuberous ligament）。会阴最长的矢状径从耻骨联合至尾骨，左右最宽处位于两侧坐骨结节之间。两侧坐骨结节之间的假想线将会阴分为背侧的肛三角（anal triangle）和腹侧的尿生殖三角（urogenital triangle）。

二、皮肤切口

　　见图 9-1。

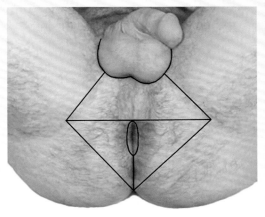 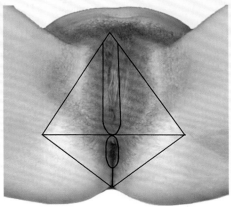

图 9-1　皮肤切口

（1）从两侧坐骨结节向前至耻骨联合，向后至尾骨，切开；

（2）绕肛门做弧形，切开肛门周围的皮肤；

（3）从坐骨结节向内横行切开皮肤，剥离坐骨结节连线后的残余皮肤；

（4）绕阴囊（女性阴裂）做弧形切口，并清除会阴区残留皮肤和皮下脂肪，暴露会阴浅筋膜。

三、解剖操作

（一）解剖肛三角

解剖坐骨肛门窝　坐骨肛门窝（ischioanal fossa），也称为坐骨直肠窝（ischior-ectal fossa），是肛管（anal canal）外侧的锥形腔隙，由筋膜围绕，充满脂肪。窝尖由盆膈下筋膜与闭孔筋膜汇合而成，窝底由浅筋膜和皮肤构成。

（1）解剖坐骨肛门窝的血管和神经：在坐骨结节和尾骨之间选择一点，用刀，刀刃朝向肛门，扎进坐骨肛门窝内的脂肪 4 cm。切开脂肪，接近肛门，逐渐停下。手指从切口处伸入，感觉像绳索样在脂肪内通过的直肠下血管和神经（inferior rectal vessels and nerves），又称肛血管和肛神经（anal vessels and nerves）。用手指扩大开口，探查腔内，清理血管和神经。

在坐骨结节内侧面上方 2 cm 处，前后方向切开由闭孔筋膜形成的阴部管（pudendal canal），又称 Alcock's canal，分离管内的阴部内血管（internal pudendal vessels）和阴部神经（pudendal nerve），向后追踪至坐骨小孔，向前分离至它们发出的会阴支和阴茎（阴蒂）支。阴部内动脉（internal pudendal artery）在阴部管内发出肛动脉（anal artery），追踪肛动脉，穿过坐骨肛门窝的脂肪，分布至肛门周围的肌和皮肤。

（2）解剖坐骨肛门窝的境界

1）清理内侧壁：下部为肛门外括约肌（external anal sphincter muscle），分为：皮下部，围绕肛管下段；浅部，围绕肛门内括约肌下部，向前附于会阴中心腱（central tendon of perineum），向后附于尾骨尖；深部，围绕肛门内括约肌上部。

上部为肛提肌（levator ani muscle）、尾骨肌（coccygeus muscle）及贴于二者下面的盆膈下筋膜（inferior fascia of pelvic diaphragm）。

肛提肌起自耻骨盆面、肛提肌腱弓和坐骨棘，从骨盆侧壁斜向内下方，与对侧肌纤维汇合止于会阴中心腱、肛尾韧带和尾骨尖。根据肌纤维的起止排列，肛提肌自前向后分为前列腺提肌（levator prostate muscle）（男性）或耻骨阴道肌（pubovaginalis muscle）（女性）、耻骨直肠肌（puborectalis muscle）、耻尾肌（pubococcygeus muscle）和髂尾肌（iliococcygeus muscle）。

尾骨肌位于肛提肌后上方，起自坐骨棘和骶棘韧带，止于骶骨下部和尾骨。

2）清理外侧壁：下部为坐骨结节内侧面，上部为闭孔内肌（obturator internus）及闭孔筋膜。

3）清理前壁和后壁：前壁为尿生殖膈（urogenital diaphragm）；后壁为臀大肌（gluteus maximus）、骶结节韧带（sacrotuberous ligament）及表面的筋膜。

（二）解剖尿生殖三角

1. **解剖会阴浅筋膜**   尿生殖三角的浅筋膜分为浅、深两层，浅层脂肪很少，深层呈膜状，称为会阴浅筋膜（superficial perineal fascia）或 Colles'fascia。将手指或刀柄伸入会阴浅筋膜深面，分别向外侧、前方及后方探查会阴浅筋膜的附着和延续。Colles'fascia外侧附着于耻骨弓（pubic arch），前方与腹前壁的浅筋膜深层 Scarpa'fascia 延续，后方与尿生殖三角底部的尿生殖膈下筋膜（inferior fascia of urogenital diaphragm；又称会阴膜，perineal membrane）相融合。

2. **解剖会阴浅隙**   会阴浅隙（superficial perineal pouch）是会阴浅筋膜与尿生殖膈下筋膜之间的间隙。

（1）解剖会阴浅隙的血管和神经：在正中线纵行切开 Colles'fascia，在尿生殖三角后缘横行切开，将 Colles'fascia 翻向外侧。在坐骨结节内侧分离出阴部内血管和阴部神经发出的会阴血管和神经，追踪它们的分支。会阴动脉（perineal artery）发出阴囊（阴唇）后动脉（posterior scrotal/labial artery）和细小的会阴横动脉。会阴神经（perineal nerve）发出阴囊（阴唇）后神经（posterior scrotal/labial nerves）与阴囊（阴唇）后动脉伴行。追踪阴囊（阴唇）后神经和动脉至尿生殖三角底，向前至阴囊（scrotum）或大阴唇（labia majora）。

用指尖插入筋膜深面，探查会阴浅隙的后界。会阴浅隙的两侧和后方是封闭的，前上方是开放的，与（男性）阴囊肉膜、阴茎浅筋膜和腹前壁 Scarpa's fascia 的深面相通。

（2）解剖会阴浅隙的肌肉：去除会阴浅隙内的结缔组织，辨认、清理两侧的坐骨海绵体肌、正中线上的球海绵体肌和后方的会阴浅横肌。

1）坐骨海绵体肌（ischiocavernosus muscle）：起自坐骨结节至坐骨耻骨支的侧面，覆盖阴茎海绵体（corpus cavernosum penis），止于阴茎脚（crus penis）下面。在女性，是一薄层肌肉，覆盖阴蒂脚（crus clitoridis）。

2）球海绵体肌（bulbospongiosus muscle）：起自会阴中心腱和前面的中缝，覆盖阴茎球（bulbus penis）（又称尿道球）和部分尿道海绵体（corpus spongiosum penis），止于阴茎背面。在女性，称阴道括约肌（sphincter vaginae），是环绕阴道口（vaginal orifice）的宽带肌，覆盖前庭球（bulb of vestibule）。

3）会阴浅横肌（superficial transverse perineal muscle）：从坐骨结节至会阴中心腱，穿过会阴浅隙的底。

在中线分开球海绵体肌，从一侧去除，暴露阴茎球和尿道海绵体（前庭球）。观察阴茎球（前庭球）附着于尿生殖膈下筋膜。在女性，从尿生殖膈下筋膜上游离前庭球的后端和内侧，可见附着于前庭球的前庭大腺（greater vestibular gland）。

清理同侧的坐骨海绵体肌，暴露阴茎（蒂）脚在耻骨弓的纤维附着点。

清理会阴中心腱（central tendon of perineum），又称会阴体（perineal body），观察附着于此处的肌：肛门外括约肌（external anal sphincter muscle）、球海绵体肌（bulbospongiosus muscle）、会阴浅横肌（superficial transverse perineal muscle）、肛提肌（levator ani muscle）的前部纤维、尿道外括约肌（external urinary sphincter muscle）和会阴深横肌（deep transverse perineal muscle）等。

3. 解剖尿生殖膈下筋膜 切断阴茎悬韧带（suspensory ligament of penis），切断阴茎球和两阴茎脚的附着处，使阴茎游离，向下拉至耻骨联合（pubic symphysis）的下缘，可见阴茎深血管进入阴茎海绵体。在女性，切断前庭球和两阴蒂脚的附着处，翻起，可见阴蒂深血管进入阴蒂海绵体（corpus cavernosum of clitoris）。

游离会阴浅横肌，显露深面的尿生殖膈下筋膜（inferior fascia of urogenital diaphragm），又称会阴膜（perineal membrane）。

4. 解剖会阴深隙 会阴深隙（deep perineal pouch）为尿生殖膈上、下筋膜之间的密闭间隙。

（1）解剖会阴深隙的肌肉：这个浅的、筋膜密闭的会阴深隙与会阴浅隙之间仅由尿生殖膈下筋膜分隔。沿尿生殖膈下筋膜的后缘和前缘切开，将筋膜翻向外。清理、辨认后部的会阴深横肌和前部的尿道括约肌。会阴深横肌（transversus perineal profundus muscle）位于两侧坐骨支之间，肌纤维在中线相互交织，部分止于会阴中心腱。尿道括约肌（urethral sphincter），肌束环绕尿道膜部，在女性，此肌还围绕阴道，称尿道阴道括约肌（urethrovaginal sphincter）。这两块肌肉不能截然分开，也被称为尿生殖三角肌，与尿生殖膈上、下筋膜共同构成尿生殖膈（urogenital diaphragm）。

（2）辨认会阴深隙内的其他结构：清理后部的会阴深横肌和前部的尿道括约肌（尿道阴道括约肌），在坐骨支附近寻找阴茎（蒂）背血管，在会阴深横肌浅面寻找尿道球腺。

1）尿道膜部（membranous urethra）：壁薄，仅 1 cm 长，去除围绕它的括约肌可暴露出来。

2）尿道球腺（bulbourethral gland）：豌豆大小，老年人更小，位于尿道两侧，被会阴深横肌覆盖。

3）阴部内血管（internal pudendal vessels）和阴茎（阴蒂）背神经（dorsal nerve of penis/clitoris）。

阴茎（阴蒂）动脉（penile/clitoral artery）为阴部内动脉（internal pudendal artery）的终末支之一，进入会阴深隙后分出：①阴茎球动脉（artery of bulb of penis），又称尿道球动脉（artery of urethral bulb），粗而短，可在尿生殖膈下筋膜底部前方 1 cm 处寻找发现，在女性，为前庭球动脉（artery of bulb of vestibule）；②尿道动脉（urethral artery），穿尿生殖膈下筋膜进入尿道海绵体；③阴茎（阴蒂）背动脉（dorsal artery of penis/clitoris），

从会阴深隙进入会阴浅隙，在阴茎背面走行；④阴茎（阴蒂）深动脉（deep artery of penis/clitoris），进入会阴浅隙，入阴茎海绵体。

阴茎（阴蒂）背神经是阴部神经（pudendal nerve）的分支，与阴茎（阴蒂）背动脉伴行。

5. 解剖尿生殖膈上筋膜   分离部分尿道括约肌纤维，暴露并观察深面的尿生殖膈上筋膜（superior fascia of urogenital diaphragm）。

6. 解剖阴茎   从耻骨联合前方沿正中线向下，在阴茎背面做纵行切口至包皮，阴茎皮肤薄，切口不易过深。将皮片向两侧剥离，可见阴茎浅筋膜薄而缺乏脂肪，包裹阴茎，向上与腹前壁浅筋膜深层相延续。游离浅筋膜内的阴茎背浅静脉（superficial dorsal vein of penis），追踪至其汇入股部浅静脉处。

沿皮肤切口切开浅筋膜，翻向两侧，可见浅筋膜的深面是一紧密的管状鞘。阴茎深筋膜包裹阴茎的 3 条海绵体，向上追踪至阴茎悬韧带。

沿皮肤切口切开深筋膜，翻向两侧，寻找阴茎背面正中线上的阴茎背深静脉（deep dorsal vein of penis）以及两侧的阴茎背动脉和神经（dorsal artery and nerve of penis），可向远端追踪至阴茎头（glans）。追踪阴茎背深静脉，至其通过耻骨弓状韧带与会阴横韧带之间进入盆腔处。血管、神经的深面为包裹海绵体的白膜。

在阴茎体的中部，横行切断阴茎的 3 条海绵体，勿切断尿道面的皮肤，用以连接两端阴茎。在横断面上观察白膜（tunica albuginea）、海绵体结构和尿道（urethra）。将近侧端的尿道海绵体与阴茎海绵体分离，观察两个阴茎海绵体（corpus cavernosum penis）位于阴茎背侧，被阴茎中隔紧密连接。尿道海绵体（corpus spongiosum penis）位于腹侧，尿道贯穿其全长。

7. 解剖阴囊   从神经和血供来看，阴囊（scrotum）是会阴（perineum）的一部分。然而，精索（spermatic cord）和睾丸（testis）是从腹腔中部迁移来的结构，实质上是腹腔的结构，占据了腹腔外的位置。

（1）解剖肉膜：在阴囊前外侧，自腹股沟浅环（superficial inguinal ring）向下，做纵行切口至阴囊底部，同时切开皮肤和肉膜（dartos），翻向两侧。肉膜含有平滑肌成分，与皮肤紧密相连，不易分离。肉膜含有少量或不含脂肪，与腹部和会阴的浅筋膜膜性层的 Colles' fascia 相延续。在肉膜深面正中线，探察其发出的阴囊中隔。

（2）解剖精索及被膜：依阴茎皮肤相同切口由浅入深依次切开精索外筋膜、提睾肌和精索内筋膜，复习精索被膜与腹前壁的层次关系。

精索外筋膜（external spermatic fascia）由腹壁的腹外斜肌（external oblique muscle of abdomen）延续到精索，非常薄的一层，有时很难辨认。

提睾肌（cremaster muscle），与腹内斜肌（internal oblique muscle of abdomen）相延续，也可能含有腹横肌（transversus abdominis muscle）的一些纤维。

充分打开提睾肌层，可见一薄层筋膜，为精索内筋膜（internal spermatic fascia）。这一管状结构是来自腹部腹横筋膜（transversalis fascia）的延续。漏斗形管的头端形成腹股沟管深环（deep inguinal ring）。

打开精索内筋膜可显露精索内的血管和神经，分离并辨认精索内的结构：输精管（ductus deferens）、蔓状静脉丛（pampiniform plexus of veins）、睾丸动脉（testicular artery）和神经等。触摸输精管感知其坚实的质地。

（3）解剖睾丸及鞘膜：鞘膜（tunica vaginalis）是包裹睾丸的腹膜，在睾丸下降时带到阴囊内。纵行切开鞘膜的壁层（parietal layer），暴露鞘膜的脏层（visceral layer）以及两层间的鞘膜腔（vaginal cavity）。脏层包裹睾丸和附睾。用手指探察壁、脏两层在睾丸后缘相互移行。

睾丸（testis）呈微扁的卵圆形，表面光滑，有上下两端、前后两缘和内外两面。后缘有血管、神经和淋巴管出入，并与附睾和输精管睾丸部相接触。将一侧睾丸纵切，辨认其结构。自睾丸纵隔（mediastinum testis）发出的睾丸小隔（septula testis）将睾丸实质分成若干睾丸小叶（lobules of testis），小叶内有盘曲的精曲小管（contorted seminiferous tubules）。

附睾（epididymis）呈新月形，分为上端膨大的附睾头、中部的附睾体和下端的附睾尾。附睾尾向上弯曲移行为输精管（ductus deferens）。

复习要点

1．坐骨肛门窝的境界和内容，以及其内侧壁和外侧壁的结构。
2．会阴浅隙的位置和内容。
3．会阴深隙的位置和内容。
4．阴部神经的走行及分支。
5．阴部内动脉的走行及分支。
6．阴茎的结构，阴茎背深静脉的走行。
7．精索的结构及被膜。

坐骨肛门窝（图 9-2）

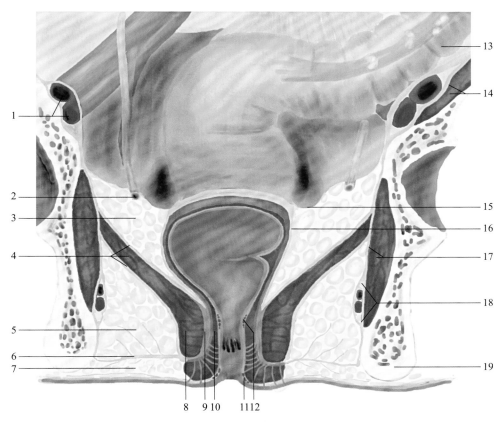

图 9-2　坐骨肛门窝（ischioanal fossa）

1．髂外血管（external iliac vessels）；2．输尿管（ureter）；

3．腹膜外间隙（纤维脂肪组织）[extraperitoneal（supralevator）space（fibrofatty tissue）]；

4．肛提肌和盆膈上、下筋膜（levator ani muscle and superior and inferior fascia of pelvic diaphragm）；

5．坐骨肛门窝脂肪体深部 [fat body of ischioanal fossa（deeper part）]；

6．坐骨肛门窝纤维横隔（transverse fibrous septum of ischioanal fossa）；

7．坐骨肛门窝脂肪体浅部（肛周部）[fat body of ischioanal fossa（superficial/perianal part）]；

8．肛门内括约肌（internal anal sphincter muscle）；9．联合纵行肌（conjoined longitudinal muscle）；

10．肛门外括约肌（external anal sphincter muscle）；11．肛门间隙（外静脉丛）[perianal space（external venous plexus）]；

12．黏膜下间隙（内静脉丛）[submucous space（internal venous plexus）]；13．乙状结肠（sigmoid colon）；

14．髂肌和筋膜（iliacus muscle and fascia）；15．形成直肠旁窝底的腹膜（切缘）[peritoneum（cut edge）forming floor of pararectal fossa]；16．直肠筋膜（rectal fascia）；17．闭孔内肌和筋膜（obturator internus muscle and fascia）；

18．阴部管包含阴部内血管、阴部神经和会阴神经 [pudendal canal（Alcock's）contains internal pudendal vessels, pudendal nerve, and perineal nerve]；19．坐骨结节（ischial tuberosity）

（谢雯婷　刘津平）

实验十：腹壁、腹盆部及腹股沟区

解剖腹前外侧壁和腹股沟区

一、尸位及体表标志

尸体仰卧位，辨认剑突（xiphoid）、肋弓（costal arch）、耻骨联合（pubic symphysis）上缘、耻骨结节（pubic tubercle）、髂前上棘（anterior superior iliac spine）、髂嵴（iliac crest）、脐（umbilicus）、半月线（linea semilunaris）和腹股沟（groin）等体表标志。

二、皮肤切口

见图 10-1。

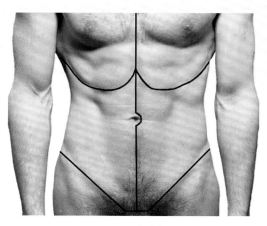

图 10-1　皮肤切口

（1）从剑胸结合至耻骨联合，绕过脐，做一纵行正中切口；

（2）从垂直切口的下端沿耻骨嵴、腹股沟韧带下方，至髂前上棘，沿髂嵴切开皮肤。向两侧翻开皮肤。

三、解剖操作

1. 解剖浅筋膜

（1）解剖浅筋膜的脂肪层和膜性层：从一侧髂前上棘至另一侧，做横切口，切开腹前壁浅筋膜。辨认浅筋膜的脂肪层（Camper's fascia），注意它向下与大腿的浅筋膜脂肪层、向上与胸壁的浅筋膜相延续。脂肪在腹部的下半量最多。浅动脉、浅静脉和皮神经（cutaneous nerves）多位于这一层。辨认浅筋膜的膜性层（Scarpa's fascia），位于脂肪层的深面，腹外斜肌腱膜（aponeurosis of external oblique muscle）的浅面。手指插入膜性层和腹外斜肌腱膜之间，将它们从下面分开。在耻骨结节（pubic tubercle）内侧，手指可沿精索（spermatic cord）或子宫圆韧带（round ligament of uterus）向下。在耻骨结节外侧，手指不能进入大腿部，因为膜性层在腹股沟韧带（inguinal ligament）下方附着于大腿的深筋膜，即阔筋膜（fascia lata）。

（2）解剖浅筋膜内的结构

1）在下腹部浅筋膜的浅、深两层之间找出腹壁的浅血管：在髂前上棘与耻骨结节连线中点下方 1.5 cm 附近，寻找由股动脉（femoral artery）发出的旋髂浅动脉（superficial iliac circumflex artery）和腹壁浅动脉（superficial epigastric artery）。前者沿腹股沟韧带斜向外上分布于髂前上棘附近，后者垂直上行至脐平面。在上述浅动脉外侧 1～2 cm 范围内的 Camper's fascia 中找出同名浅静脉。

在脐周可见脐周静脉网，它向上汇合成胸腹壁静脉，向下与腹壁浅静脉连接，注入大隐静脉。

2）解剖肋间神经和肋间后血管的前皮支和外侧皮支

寻找前皮支（anterior cutaneous branches）：自剑突向两侧沿肋弓切开浅筋膜直至腋后线，再沿腹前正中线切开浅筋膜，将浅筋膜全层向外侧翻开。在前正中线两侧腹直肌鞘前面的浅筋膜内，可见有细小的神经伴随小血管自腹直肌鞘前层浅出，即为肋间神经（intercostal nerves）和肋间后血管（posterior intercostal vessels）的前皮支。其中下 5 对肋间神经和肋下神经的前皮支，在腹前正中线的两旁，穿过腹直肌鞘而至皮下，分布于脐至耻骨联合连线的中点以上的区域，找出 2～3 支即可。

寻找外侧皮支（lateral cutaneous branches）：继续向外侧翻开浅筋膜，至腋中线附近时，寻找下 5 对肋间神经、肋下神经和第 1 腰神经前支的外侧皮支，以及肋间后血管的外侧皮支。下 5 对肋间神经和肋下神经的外侧皮支，沿腹外斜肌起始部的锯齿缘，约相当于腋中线附近，穿出腹外斜肌至浅筋膜，它们自上而下呈节段性排列，分为前、后支，分布于腹壁侧面的皮肤，找出 2～3 支即可。

3）解剖髂腹下神经和髂腹股沟神经的皮支：清理腹外斜肌腱膜表面的浅筋膜，可见自腹股沟管浅环上方穿腹外斜肌腱膜而至皮下的髂腹下神经（iliohypogastric nerve）的皮支，分布于耻骨联合上方的皮肤。

髂腹股沟神经（ilioinguinal nerve）的皮支经腹股沟管浅环穿出至皮下，分布于阴囊及股前面上内侧部的皮肤。此支常缺如，被髂腹下神经的分支所代替。

以上结构观察完毕后，去除全部浅筋膜，显露腹壁肌层，尽可能保留神经和血管的分支。

2. 解剖腹前外侧壁的肌肉

（1）解剖腹外斜肌：清理腹外斜肌（external oblique muscle）及其腱膜，起自下位 8 对肋，其中上部 4 个与前锯肌（serratus anterior muscle）交错，下部 4 个与背阔肌（latissimus dorsi muscle）交错，观察肌纤维的方向。肌纤维斜向前下，其中上、中部纤维向内侧移行于腱膜，而下或后部纤维向下止于髂嵴前部。腹外斜肌腱膜向内侧至腹直肌的前面，并参与构成腹直肌鞘的前层，至腹前正中线终于白线（linea alba）。白线是腹壁中线发白色的沟，由左右两侧的纤维交错形成。大约在剑突（xiphoid process）与耻骨联合（pubic symphysis）中点，白线被脐（umbilicus）打断。

腹股沟韧带（inguinal ligament）由腹外斜肌腱膜下缘卷曲形成，内侧附于耻骨结节，外侧附于髂前上棘。仔细向内侧追踪腹股沟韧带至耻骨结节，它不仅附着于耻骨结节，而且向外侧反折形成腔隙韧带（陷窝韧带）（lacunar ligament），向外侧延续附着于耻骨梳的部分称耻骨梳韧带（pectineal ligament）。

在腹股沟区仔细清理腹外斜肌腱膜，辨认腹股沟管浅环（superficial inguinal ring）。腹股沟管浅环内有精索（spermatic cord）（男）或子宫圆韧带（round ligament of uterus）（女）通过，勿损伤相关结构。髂腹股沟神经（ilioinguinal nerve）在精索外侧从浅环穿出。钝性分离精索或子宫圆韧带的内侧和外侧，显露浅环的内、外侧脚。内上方的纤维束称内侧脚（medial crus），附着于耻骨联合；外下方的纤维束称外侧脚（lateral crus），附着于耻骨结节；两脚之间有脚间纤维（intercrural fibers）相互交织。提起精索，观察外侧脚的纤维，经过精索的深面向内上方，移行于腹直肌鞘前层，形成反转韧带（reflected ligament）。腹外斜肌腱膜在浅环处向下延续，被覆于精索的外面，称为精索外筋膜（external spermatic fascia）。

（2）解剖腹内斜肌：自腹直肌的外侧缘与肋弓的交点沿肋弓向外侧切开腹外斜肌至腋后线，再沿腋后线下行至髂嵴，顺髂嵴切至髂前上棘，将腹外斜肌翻向内侧，显露腹内斜肌（internal oblique muscle）。

清理腹内斜肌的表面，观察腹内斜肌的肌纤维起自腹股沟韧带的外侧半、髂嵴及胸腰筋膜，自外下向内上方斜行，后部纤维止于下 3 对肋骨。其余纤维至腹直肌外侧缘附近移行为腱膜，分为前、后两层，参与构成腹直肌鞘的前、后层，止于白线。

辨认腹内斜肌的下缘、位于腹股沟韧带内侧半的上方、游离的弓状下缘；辨认提睾肌（cremaster muscle），从腹内斜肌下缘至精索（spermatic cord）。

（3）解剖腹横肌：在距腹外斜肌切口内侧 1～2 cm 处切断腹内斜肌，翻向内侧，注意其深面与腹横肌（transversus abdominis muscle）之间有肌纤维或肌束相互交错，不易分开，应仔细分离。清理髂腹股沟神经（ilioinguinal nerve），向近端追踪至从腹内斜肌出现处。以此神经作为引导结构，判定腹内斜肌和下方腹横肌之间的层面。将腹内斜肌向前翻至腹直肌鞘（rectus sheath）的外侧缘，充分暴露下方的腹横肌和肋间神经。

清理腹横肌，以及走行于其表面的下 5 对肋间神经、肋下神经及与其伴行的肋间后血管，至腹直肌外侧缘附近。腹横肌起自下 6 对肋软骨的内面、胸腰筋膜、髂嵴及腹股沟韧带的外侧半，肌纤维自后向前横行，在腹直肌外侧缘处移行为腱膜，参与构成腹直肌鞘的后层。

手指伸入到腹内斜肌与腹横肌之间，分离二者的下缘。提起腹横肌游离的弓状下缘，它的走行与腹内斜肌非常相似，事实上，二者通常是融合的。观察两块肌腱膜的纤维共同形成联合腱（conjoined tendon），或称腹股沟镰（inguinal falx），附着于耻骨结节（pubic tubercle）和耻骨梳（pecten pubis），位于腹股沟管浅环的后方。腹内斜肌和腹横肌下缘的部分肌纤维沿精索向下，移行为提睾肌（cremaster muscle）。

（4）解剖腹横筋膜：将刀柄插入腹横肌的下缘与下方的腹横筋膜（fascia transversalis）之间。腹横筋膜衬附于腹壁，在联合腱的外侧形成腹股沟管（inguinal canal）的后壁。从前面牵拉精索（spermatic cord）或子宫圆韧带（round ligament of uterus），并沿精索向外上方牵拉腹内斜肌下缘，在腹股沟韧带中点上方一横指处，辨认腹横筋膜围绕精索形成的腹股沟管深环（deep inguinal ring），腹横筋膜延续为精索内筋膜（internal spermatic fascia）。

将精索推向外侧，观察穿过腹横筋膜的腹壁下血管（inferior epigastric vessels）。确认腹股沟管深环位于腹壁下血管的外侧。腹横筋膜为像纸一样薄的组织，透过它可以看到腹膜外脂肪（extraperitoneal fat）。脂肪的深面是包绕腹腔的腹膜。

（5）解剖腹直肌：将切断的腹外斜肌复位，判断腹直肌（rectus abdominis muscle）的大概位置。腹直肌内侧缘紧靠白线，外侧缘在腹前壁表面呈一弓形的沟，称半月线（linea semilunaris），自第 9 肋软骨至耻骨结节。包裹腹直肌的腱膜称腹直肌鞘（rectus sheath），由腹外、内斜肌和腹横肌腱膜形成。

在白线（linea alba）的外侧做一纵行切口，打开腹直肌鞘的全长。辨认腹直肌的内侧缘，用手指或镊子的钝端抬起腹直肌的内侧缘，证实可以和腹直肌鞘的后层分开。保留穿过鞘后壁进入腹直肌外侧部的血管和神经。自剑突至脐之间腹直肌有 3～4 条腱划紧密地与鞘的前层相愈着，切断腹直肌腱划（tendinous intersections of rectus muscle）的附着，翻起鞘前层的外侧部。再次检查白线，它是由两侧腹壁外侧的 3 层肌肉腱膜融合形成的。

清理腹直肌，起自耻骨联合，附着于第 5、6、7 肋软骨。如果存在，辨认锥状肌

(pyramidalis muscle），是一块小的三角形肌肉，位于腹腔下部，腹直肌鞘内，腹直肌前方，起自耻骨前面，止于白线。在腹直肌中点横断，向上、下方翻起。供应肌肉的神经可能被切断。在半月线内侧 1 cm 附近找出穿过腹直肌鞘后层进入腹直肌的下 5 对肋间神经、肋下神经及肋间后血管，观察它们的位置与分布范围。辨认腹壁上动脉（superior epigastric artery），为胸廓内动脉的终支之一，从第 7 肋软骨下缘下方出现进入腹直肌鞘，在腹直肌后方下行。腹壁下动脉（inferior epigastric artery）起自髂外动脉，从下面进入腹直肌鞘，向上走行，在脐附近与腹壁上动脉相吻合。再次确认腹股沟管深环位于腹壁下血管的外侧。

　　仔细检查腹直肌鞘的前、后壁，前壁由腹外斜肌腱膜和腹内斜肌腱膜的前层构成，后壁由腹内斜肌腱膜的后层和腹横肌腱膜构成。后壁终止于弓状线（arcuate line），此处腹内斜肌和腹横肌的腱膜转向腹直肌的前面。此线以下，腹直肌后面直接与腹横筋膜相贴。

　　3. 解剖腹股沟管

　　（1）确认腹股沟管：腹股沟管（inguinal canal）位于腹股沟韧带内侧半的上方，从外上斜向内下，长 4～5 cm。

　　腹股沟管有两个口：内口为腹股沟管深环（腹环），位于腹股沟韧带中点上方约一横指处，腹横筋膜形成的一个卵圆形孔；外口为腹股沟管浅环（皮下环），是腹外斜肌腱膜在耻骨结节外上方形成的三角形裂隙。

　　腹股沟管内通过的结构：精索（男性）或子宫圆韧带（女性）及髂腹股沟神经。

　　腹股沟管有前、后、上、下 4 个壁，以精索为标志找出腹股沟管 4 个壁：前壁浅层为腹外斜肌腱膜，深层在腹股沟管的外侧 1/3 处有腹内斜肌纤维加强；后壁为腹横筋膜，在腹股沟管的内侧 1/3 处有联合腱加强；上壁为腹内斜肌和腹横肌下缘的弓状下缘；下壁为腹股沟韧带。

　　（2）确认腹股沟三角：腹壁下动脉、腹直肌外侧缘和腹股沟韧带内侧半围成的三角形区域，即腹股沟三角（inguinal triangle），又称 Hesselbach's triangle，其浅层结构为腹外斜肌腱膜，深层结构为腹股沟镰和腹横筋膜。

解剖腹膜与腹膜腔

　　打开腹腔，从剑突至耻骨联合在腹壁正中线做一纵切口，在脐平面做一水平切口至腋中线，将腹壁翻向外侧。探查并学习不同器官和腹膜（peritoneum）的位置布局。也可能遇到病理情况，如肿瘤、肿大的肝或脾等。作为慢性炎症过程的结果，腹膜与对面脏器之间可能有粘连（纤维组织束）存在。用手指将粘连分开。

　　按照腹部的分区，仔细观察腹腔脏器的配布。探查腹膜及腹膜腔，动作轻柔，勿使用刀镊，不得撕破腹膜，勿损伤脏器。观察完毕后将脏器恢复原位。

1. **观察腹腔与腹膜腔**　在正常情况下，腹壁内面的腹膜壁层，又称壁腹膜（parietal peritoneum），与脏器表面的腹膜脏层，又称脏腹膜（visceral peritoneum），是紧密相贴的。腹膜腔（peritoneal cavity）是一个潜在性间隙。脏器间只留有一些间隙，也是紧密相邻的。

打开腹膜腔，首先看到的是肝左叶、胃前壁及覆盖于肠袢表面的大网膜。将肋弓提起，将手伸入肝与膈之间，向上可达膈穹隆，为腹腔及腹膜腔的上界。把大网膜及小肠袢轻轻翻向上方，可见小骨盆上口，此为腹腔的下界，但腹膜腔经小骨盆上口入盆腔。比较腹腔、腹膜腔与腹壁的界限。观察完毕后，将各脏器恢复原位。

2. **观察网膜**

（1）观察小网膜：将肝推向上方，胃拉向下方，观察连于肝门与胃小弯、十二指肠上部之间的双层腹膜结构——小网膜（lesser omentum）。小网膜连于肝门与胃小弯之间的部分为肝胃韧带（hepatogastric ligament），连于肝门右侧端与十二指肠上部之间的部分为肝十二指肠韧带（hepatoduodenal ligament）。

（2）观察大网膜：大网膜（greater omentum）大部由 4 层腹膜折叠而成，形似围裙覆盖于空、回肠和横结肠的前方，其前两层由胃大弯处向下延伸，下行至脐平面稍下方，反折向上，形成大网膜的后两层。将大网膜下缘提起，翻向上方，可见大网膜的后两层连于横结肠。大网膜的前两层和后两层常粘连愈合，连于胃大弯与横结肠之间的大网膜前两层通常形成胃结肠韧带（gastrocolic ligament）。活体的大网膜有很大的活动度，它可以覆盖和包裹炎症部位，防止腹膜炎（peritonitis）的发生。大网膜也可能偶尔成为疝囊内容物的一部分。

3. **探查肝**

（1）肝的外形：肝（liver），占据右季肋部（right hypochondrium）的大器官，延伸至膈，膈面被镰状韧带（falciform ligament）分成左叶和右叶，右叶是左叶的 6 倍大。

观察肝的两个面：膈面（diaphragmatic surface），与膈相接触，广阔、隆凸、平滑；脏面（visceral surface），与脏器如胃、十二指肠、结肠、右肾等相接触，凹陷而不规则，下面朝向左后。

将肝锐利的下缘拉向前，暴露脏面，观察两个主要结构：

胆囊（gallbladder），附着于肝的脏面。胆囊底从肝下缘下面突出，位于右侧第 9 肋软骨末端。观察它与肝、十二指肠、结肠和腹前壁的接触情况和位置关系，这些关系在临床中很重要。发炎的胆囊可能会黏附到肠道。胆囊肠瘘（cholecystoenteric fistula）可使胆结石（gallstones）和胆汁（bile）进入肠道。

肝门（porta hepatis）是肝的门户，为一 5 cm 长的横裂，是血管、肝管和神经出入肝的地方。再次辨认小网膜，从胃小弯和十二指肠的起始部至肝的脏面。位于肝十二指肠韧带的两层腹膜之间，进入肝门的结构：肝动脉（hepatic artery）、门静脉（portal vein）、胆管（bile duct）、自主神经（autonomic nerves）和淋巴管（lymphatics）。观察小网膜右侧的游离缘，即肝十二指肠韧带，可用手指通过肝十二指肠韧带后方的网膜孔（epiploic foramen, Winslow foramen）进入网膜囊（omental bursa）。

（2）检查附着于肝的腹膜：将右手放在膈与肝左叶之间，左手放在膈与大的肝右叶之间。在灌注保存的尸体中肝是硬的，但在活体上是软的，容易撕裂。证实两手不能相遇是因为镰状韧带（falciform ligament）的存在。镰状韧带在正中面上将肝连于膈和腹前壁，其游离缘内含有肝圆韧带（round ligament, ligamentum teres hepatis），从脐至肝锐利的下缘。

手在膈与肝的膈面之间可以伸向后一个相当的距离，直到触及从肝向膈反折的腹膜，即冠状韧带（coronary ligament）。冠状韧带由上、下两层腹膜构成：上层为肝向膈反折的腹膜，下层为小网膜后层的延续。冠状韧带两层相距较远，两层之间的肝表面无腹膜覆盖，称为肝裸区（bare area of liver）。冠状韧带的两层在肝的左、右侧汇合，分别形成左三角韧带（left triangular ligament）和右三角韧带（right triangular ligament）。冠状韧带的下层也可反折至右肾上部，形成肝肾韧带（hepatorenal ligament）。肝肾韧带下方是一个潜在的腹膜腔隙，即肝肾隐窝（hepatorenal recess, pouch of Morrison）。该隐窝的界限为肝、肾、结肠和十二指肠。肝肾隐窝在外科学上有重要意义，仰卧位时，是腹膜腔的最低点。

4. 探查胃

（1）胃的外形：胃（stomach）位于腹的上部，从左季肋区（left hypochondriac region）至腹上区（epigastric region）和脐区（umbilical region），大部分被肋下缘所覆盖。胃大致呈 J 形，两端相对固定。食管（esophagus）在贲门口（cardiac orifice）进入胃，胃在幽门口（pyloric orifice）进入十二指肠（duodenum）。胃右侧弯曲的边界称为小弯（lesser curvature）。胃小弯和十二指肠起始的 3 cm 是小网膜（lesser omentum）的附着处，延续至肝。小网膜分成两部分：肝胃韧带（hepatogastric ligament）和肝十二指肠韧带（hepatoduodenal ligament）。左侧和下方的胃大弯（greater curvature）长而弯曲，有大网膜（greater omentum）附着。大网膜两个重要的部分是胃结肠部（从胃到结肠）和胃脾部（从胃到脾）。胃有前、后面。胃底呈穹隆状，在贲门的左侧凸向上。胃体从贲门水平延伸至角切迹（incisura angularis）水平，角切迹为胃小弯下部的恒定切迹。幽门窦（pyloric antrum）从角切迹至幽门近端。胃的幽门（pylorus）呈管状，它厚的肌壁形成幽门括约肌（pyloric sphincter）。

（2）检查附着于胃的腹膜：肝胃韧带为小网膜的一部分，胃结肠韧带为大网膜的一部分。将胃底推向右侧，寻找由胃大弯左侧连于脾门的胃脾韧带（gastrosplenic ligament）。由胃底后面至膈下的为胃膈韧带（gastrophrenic ligament）。由胃幽门窦后壁连于胰头、颈的为胃胰韧带（gastropancreatic ligament）。

5. 探查脾
脾（spleen）位于左季肋区（hypochondrium），胃的后面。脾的外侧面与左侧第 9~11 肋相贴，长轴与第 10 肋方向一致。在脾的上缘有 2~3 个脾切迹

（splenic notch）。脾通过双层腹膜结构胃脾韧带（gastrosplenic ligament）与胃大弯的左侧部相连，通过膈脾韧带（phrenicosplenic ligament）与膈相连。脾肾韧带（splenorenal ligament）连于脾门与左肾之间。将手从脾的后方移向腹后壁，向下可摸到圆丘状隆起，为左肾上端。

6. 探查网膜囊　沿胃大弯下方一横指处剪开胃结肠韧带，注意勿损伤沿胃大弯走行的胃网膜左、右血管。将右手由切口伸入网膜囊（omental bursa）内，向上可达胃和小网膜的后方。再将左手示指伸入肝十二指肠韧带后方，双手汇合处即为网膜孔（omental foramen）。

探查网膜孔的周界，上为肝尾状叶，下为十二指肠上部，前为肝十二指肠韧带，后为下腔静脉前面的腹膜。

网膜孔所对的网膜囊部分为网膜囊前庭（omentum vestibule）。将示指和中指伸入网膜囊，向下，经过胃的后面，胰和横结肠系膜的前面，然后手指进入胃结肠韧带两层之间的下隐窝（lower recesses）。网膜囊下隐窝可能因为粘连闭锁与主体部分分开。如果不能分开，在胃下方 2.5 cm 切开胃结肠韧带的前层，进入下隐窝。在肝和膈后面之间正中面上，将中指向上，你的手指现在位于网膜囊的上隐窝（upper recesses）。手指的后面是膈（diaphragm），前面是肝尾状叶（caudate lobe of liver），左侧是食管的腹部（abdominal portion of esophagus），右侧是大的下腔静脉（inferior vena cava）。将左手沿胰体伸向左侧，直抵脾门，此处为网膜囊的脾隐窝（splenic recesses）。再将右手中指放入脾和左肾之间、示指放入脾胃之间，左手与右中指间为较厚的脾肾韧带，左手与右示指间为胃脾韧带。胃脾韧带、脾与脾肾韧带构成网膜囊的左界，右手中指、示指间则为脾蒂（splenic pedicle），是血管、神经和淋巴管出入脾门（hilum of spleen）的结构。

7. 探查小肠　小肠（small intestine）由 3 部分构成：十二指肠（duodenum）、空肠（jejunum）和回肠（ileum）。

十二指肠连接胃的幽门部，第一段 2.5 cm 是可以活动的，与肝十二指肠韧带相连，其余部分目前是无法接近的。十二指肠呈 C 形，包绕胰（pancreas）头部，是附着于腹后壁腹侧的结构。寻找它的末端，十二指肠空肠交界（duodenojejunal junction）。将可活动的小肠推向右侧，尽可能地追踪空肠近端。十二指肠末端固定，空肠起始可活动处，即为十二指肠空肠交界。交界被纤维和肌束形成的 Treitz 韧带所固定。Treitz 韧带起自腹腔干和左膈脚周围的结缔组织，向下走行，附着于十二指肠空肠曲（duodenojejunal flexure）的上缘。试着辨认十二指肠隐窝（duodenal fossae）。

十二指肠的下方延续为小肠的可活动部，由近端 2/5 的空场和远端 3/5 的回肠构成。将大网膜翻向上方，可见盘曲的空肠和回肠。空肠位于腹腔的上部，回肠位于腹腔的右下方。在右髂区，回肠汇入盲肠（cecum）。观察空、回肠管径大小、管壁厚薄和血管弓级数的多少等的不同。

十二指肠空肠交界到回盲交界的距离是 15～20 cm，这两点之间的全部小肠长度大约 6 m。小肠活动部的系膜根（root of mesentery）从十二指肠空肠交界到回盲交界，呈对角线斜跨过腹后壁。

把小肠推向一侧，将肠系膜根舒展平整，观察肠系膜的形态，可见肠系膜整体呈扇形，是将空肠和回肠固定于腹后壁的双层腹膜结构。小肠系膜根起自第 2 腰椎左侧，斜向右下跨过脊柱及其前方的结构，止于右骶髂关节的前方。系膜根仅长 15～20 cm，而系膜的小肠端形成适当的皱褶容纳空回肠的长度。小肠卷曲错综复杂，不易辨认一段肠管的十二指肠端与盲肠端，可将手放在系膜的两侧，手指从根部至小肠缘，卷曲展开，辨认小肠的方向。

8. 探查大肠 大肠（large intestine），在三面形成小肠的框架，升结肠（ascending colon）在右侧，横结肠（transverse colon）在上方，降结肠（descending colon）和乙状结肠（sigmoid colon）在左侧。

大肠由盲肠（cecum）和附着的阑尾（appendix）、结肠（colon）（升结肠、横结肠、降结肠和乙状结肠）、直肠（rectum）和肛管（anal canal）构成。

结肠和盲肠具有 3 种特征性结构：①大肠外面纵行的肌束集中成 3 条窄带，结肠带（colic band）。3 条结肠带起始于阑尾。前结肠带在大体标本上容易看到。②由于结肠带比结肠的外层短，使肠管皱缩形成囊袋状的结构，称为结肠袋（haustra of colon）。③肠脂垂（epiploic appendices）是悬挂在结肠全长的小脂肪袋。

观察下列结构：

（1）盲肠（cecum），向下超过回盲交界至右髂窝（iliac fossa）。盲肠通常完全被腹膜（mesentery）包裹，它的系膜（mesentery）长度决定了不同的活动程度。

（2）阑尾（appendix），在回盲口（ileocecal orifice）下方开口于盲肠。阑尾位置多变，最常见的是盲肠后位，即阑尾位于盲肠的后面。在不同尸体观察阑尾多变的大小及位置。以盲肠的前结肠带为标志，向下追踪可找到阑尾根部。阑尾系膜（mesoappendix）是三角形的腹膜皱襞，将阑尾系连于肠系膜下方。

（3）升结肠（ascending colon），没有系膜，因此它附着于腹后壁，上升至肝向右转折，形成结肠右曲（right colic flexure）或称肝曲（hepatic flexure）。

（4）横结肠（transverse colon），从结肠右曲横向走行至结肠左曲（left colic flexure）或称脾曲（splenic flexure）。结肠左曲通过膈结肠韧带（phrenicocolic ligament）附着在膈，它也形成支架支持脾。结肠左曲比结肠右曲位置更靠上更靠后。结肠左、右曲之间横结肠可以自由活动。将横结肠提起，观察横结肠系膜（transverse mesocolon）的形态，可见其为大网膜的后两层包绕横结肠后叠合而成的双层腹膜结构。横结肠始末两部系膜较短，较固定，中间部系膜较长，活动度大。横结肠系膜根部连于腹后壁，起自结肠右曲向左跨过右肾中部、十二指肠降部、胰前面至左肾中部，止于结肠左曲。大网膜位于胃和横结肠之间的部分称为胃结肠韧带（gastrocolic ligament）。

（5）降结肠（descending colon），从结肠左曲急转向下至骨盆边缘，比升结肠略细，降结肠的后壁贴于腹后壁。

（6）乙状结肠（sigmoid colon），有很长的系膜，可以自由活动。乙状结肠间窝（intersigmoid fossa）位于倒 V 形结肠系膜根（root of mesocolon）的尖端，开口朝向下，位于左输尿管（ureter）的前方。辨认乙状结肠系膜（sigmoid mesocolon），观察其形态，可见其为将乙状结肠系连于腹后壁的双层腹膜结构，乙状结肠系膜根部附着于左髂窝和骨盆左后壁。

（7）直肠（rectum），仅部分被腹膜覆盖。它与盆腔其他结构的关系将在后面学习。

9. 探查腹膜凹陷　辨认腹膜凹陷（peritoneal recesses, peritoneal gutter）。由于小肠的系膜根、升结肠和降结肠附着于腹后壁，因此，4 个凹陷的存在方便从腹膜腔的一处向另一处引流物质，如腹水（ascites）、炎症物质（inflammatory material）、血液（blood）和胆汁（bile）等。

（1）右外侧（结肠旁）沟（right lateral, paracolic gutter）：位于升结肠右侧，可以引流网膜囊的液体经肝肾隐窝至骨盆（pelvis）。将左手伸入右结肠旁沟，向上探查，绕过结肠右曲，可达肝右叶后下方与右肾之间的肝肾隐窝；向下探查，绕过盲肠和阑尾，经右髂窝通盆腔。

（2）左外侧（结肠旁）沟（left lateral, paracolic gutter）：位于降结肠左侧。将右手伸入左结肠旁沟，向上探查，至结肠左曲附近可被膈结肠韧带（phrenicocolic ligament）所阻隔，故左结肠旁沟向上不与结肠上区相交通；向下探查，可绕过乙状结肠及其系膜的外侧，向下通入盆腔。

（3）肠系膜右沟（右肠系膜窦）（gutter to the right of mesentery）：向左侧翻动小肠祥和肠系膜根，观察右肠系膜窦的范围，是一个位于肠系膜根、升结肠、横结肠及其系膜的右 2/3 部之间的三角形间隙，由于下方有回肠末端相阻隔故向下不与盆腔相交通。

（4）肠系膜左沟（左肠系膜窦）（gutter to the left of mesentery）：向右侧翻动小肠祥和肠系膜根，观察左肠系膜窦的范围及交通，是一个位于肠系膜根、横结肠及其系膜的左 1/3 部、降结肠、乙状结肠及其系膜之间的斜方形间隙，开口向下，经小骨盆上口通入盆腔。

10. 探查隐窝　将横结肠及其系膜翻向上方，小肠及其系膜拉向右侧，可见十二指肠上襞（superior duodenal fold）深面开口向下的十二指肠上隐窝（superior duodenal recess），出现率为 50%，以及十二指肠下襞（inferior duodenal fold）深面开口向上，与十二指肠上隐窝开口相对的十二指肠下隐窝（inferior duodenal recess），出现率为 75%。

将左手伸入盲肠后方，左手所在的位置为盲肠后隐窝（retrocecal recess），盲肠后位的阑尾常在其内。

将右手伸入乙状结肠及其系膜的后方，右手所在的位置为乙状结肠间隐窝（intersigmoid recess），将乙状结肠及其系膜翻向右侧，可观察到乙状结肠间隐窝所在的位置，隔着腹后壁的腹膜可见有左侧输尿管经过。

11. 探查男性盆腔 在男性盆腔（pelvic cavity），检查腹膜（peritoneum），向下追踪至直肠（rectum）的前面和外侧面。腹膜从直肠反折至膀胱（bladder）上部的后面，形成直肠膀胱陷凹（recto-vesical pouch），在站立或坐位时为男性腹膜腔的最低部位。直肠两侧的腹膜隐窝为直肠旁窝（pararectal fossa）。直肠旁窝与直肠膀胱陷凹是相互连通的。直肠膀胱陷凹两侧壁有一隆起的近矢状位的黏膜皱襞，绕直肠窝两侧达骶骨前面，称直肠膀胱襞（rectovesical fold）。追踪膀胱上面的腹膜，向前至腹前壁。膀胱上面的腹膜也延伸至盆腔的外侧壁。注意空虚的膀胱不易看到。

12. 探查女性盆腔 在女性盆腔，检查腹膜（peritoneum），向下追踪至直肠的前面和外侧面。腹膜从直肠反折至阴道（vagina）上部的后面，形成直肠子宫陷凹（recto-uterine pouch, pouch of Douglas），在站立或坐位时，直肠子宫陷凹为女性腹膜腔的最低部位。直肠子宫陷凹两侧的腹膜皱襞称直肠子宫襞（rectouterine fold）。直肠两侧的腹膜隐窝为直肠旁窝，与直肠子宫陷凹相互连通。追踪覆盖子宫（uterus）的腹膜，经子宫底（fundus of uterus）向下覆盖子宫的前面，然后向膀胱后面走行一小段距离，形成膀胱子宫陷凹（vesico-uterine pouch）。追踪覆盖在膀胱上面的腹膜，向前至腹前壁，也延伸至盆腔的外侧壁。注意空虚的膀胱不易看到。

观察正常的子宫是弯向前的，子宫的前面朝向前下方，悬在膀胱上方，呈前倾前屈位（anteverted and anteflexed）。腹膜几乎完全覆盖子宫，在子宫的两侧向外侧延伸，作为双层的腹膜皱襞至骨盆侧壁，这个皱襞称为阔韧带（broad ligament）。辨认阔韧带及以下结构：

（1）输卵管（uterine tube）：位于阔韧带的游离缘，以漏斗形外侧端，即漏斗部（infundibulum），开口于腹膜腔。漏斗的末端形成许多指状突起，称为输卵管伞（fimbriae of uterine tube），覆盖在卵巢（ovary）上。

（2）卵巢（ovary）：通过卵巢系膜（mesovarium）附着在阔韧带后面的卵圆小体。

（3）输卵管系膜（mesosalpinx）：是阔韧带位于卵巢系膜和输卵管之间的部分。

（4）卵巢悬韧带（suspensory ligament of ovary）：是阔韧带的一部分，位于卵巢系膜附着处的外侧，包含卵巢的血管和神经。

（5）卵巢固有韧带（proper ovarian ligament）：自卵巢下端连至输卵管与子宫结合处的后下方，在阔韧带的后面形成一个腹膜嵴。

（6）子宫圆韧带（round ligament of uterus）：在阔韧带的前面形成一个腹膜嵴，可以从子宫的外侧缘追踪至腹股沟管深环（deep inguinal ring）。

13. 探查腹前壁下部的腹膜皱襞和窝 腹前壁下部内表面可见 5 条较明显的腹膜皱襞：位于正中线，连于脐与膀胱尖之间的一条皱襞为脐正中襞（median umbilical fold）；其两侧为两条脐内侧襞（medial umbilical fold）；向外侧为两条脐外侧襞（lateral umbilical fold）。此 5 条皱襞之间形成 3 对浅凹：脐正中襞与脐内侧襞之间为膀胱上窝

（supravesical fossa）；脐内侧襞与脐外侧襞之间为腹股沟内侧窝（medial inguinal fossa）；脐外侧襞外侧为腹股沟外侧窝（lateral inguinal fossa）。

去除腹前壁下部内表面的壁腹膜，可见脐正中襞内含脐正中韧带；脐内侧襞内含脐内侧韧带；脐外侧襞内含腹壁下动脉和静脉，故此襞又称为腹壁下动脉襞。可见腹股沟内侧窝正对腹内斜肌与腹横肌的弓状下缘，与腹股沟管浅环的位置相对应；腹股沟外侧窝正对腹股沟管深环，可见精索或子宫圆韧带由腹股沟管深环通过。

解剖腹腔脏器和腹部血管

按结肠上区、结肠下区和腹膜后间隙3个区域进行解剖。结肠上区位于膈与横结肠及其系膜之间，内有肝、胃、脾、胰等脏器。结肠下区位于横结肠及其系膜与盆腔上口之间，内有空肠、回肠、盲肠、阑尾和结肠等脏器。腹膜后间隙位于腹膜壁层与腹后壁之间，内有肾上腺、肾、输尿管、大血管、淋巴和神经等。

（一）解剖结肠上区

1. 解剖胃的血管、淋巴结及神经　胃前壁右侧与肝左叶相邻，左侧上部紧邻膈，下部与腹前壁相贴。胃后壁隔着网膜囊与胰、左肾上腺、左肾、脾、横结肠及其系膜相毗邻，这些器官共同构成"胃床"。

（1）解剖胃的血管和淋巴结：将肝向上推，暴露小网膜。在胃小弯的中部切开小网膜，寻找胃左动脉（left gastric artery）及伴行的胃左静脉（left gastric vein），又称胃冠状静脉。继续沿胃小弯往左上方，追踪胃左动、静脉至贲门处，注意沿胃左动脉分布的淋巴结及贲门旁淋巴结。胃小弯向下拉，自贲门处继续追踪胃左动脉至网膜囊后壁，可见其发自腹腔干（celiac trunk），周围有腹腔淋巴结环绕。追踪胃左静脉至腹腔干前方，其与肝总动脉伴行，经网膜孔下方进入肝十二指肠韧带，最终注入肝门静脉（hepatic portal vein）。胃左静脉将食管和胃小弯的血液运送至门静脉。作为门静脉高压（portal venous hypertension）的后果，食管和胃的静脉充血、扩张，最终静脉曲张（varicose）。食管和胃静脉的破裂出血是门静脉高压严重的并发症。

沿胃小弯向右清理胃右动、静脉（right gastric artery and vein）及沿两者排列的胃右淋巴结。在幽门上缘追踪胃右动脉至肝十二指肠韧带内的肝固有动脉（proper hepatic artery）。

在距胃大弯中部下方约1 cm处横行切开大网膜，找出胃网膜左动脉（left gastroepiploic artery）及胃网膜右动脉（right gastroepiploic artery），两者互相吻合。向右清理胃网膜右动脉至幽门下方，证实其发自胃十二指肠动脉（gastroduodenal artery），该动脉在幽门下方可能已被渗出的胆汁染成绿色，需要仔细辨认。注意观察胃网膜右动脉周围及幽门下方可有淋巴结分布。向左清理胃网膜左动脉至其发自脾动脉（splenic artery）处，辨认其周围的胃网膜左淋巴结。

在脾门处切开胃脾韧带，寻找由脾动脉分出的2～4支胃短动脉（short gastric artery），向胃底走行。

在网膜囊后壁，胃后动脉（posterior gastric artery）经胃膈韧带至胃后壁。其发自脾动脉，多为1～2支，出现率约为72%。

（2）解剖胃的神经：在食管下端、贲门前方的浆膜下，仔细分离迷走神经前干（anterior vagal trunk），找出由其发出的肝支（hepatic branches）与胃前支（anterior gastric branches）。肝支向右水平走行加入肝丛，胃前支沿胃小弯分布于胃前壁。

将胃小弯拉向前下方，在食管下端、贲门后方的浆膜下，分离出迷走神经后干（posterior vagal trunk）及其发出的腹腔支（celiac branches）与胃后支（posterior gastric branches）。胃后支沿胃小弯分布于胃后壁，腹腔支加入到腹腔干周围的腹腔丛。

2. **解剖肝十二指肠韧带**   纵行切开肝十二指肠韧带（hepatoduodenal ligament），其内包含有肝门静脉、左前方的肝固有动脉和右前方的胆总管、自主神经和淋巴管。注意肝十二指肠韧带内的结构有自主神经纤维网环绕和伴行，去除这些神经，观察胆管和血管。

（1）解剖肝门静脉：清理肝门静脉（hepatic portal vein），向上追踪至肝门处，证实其分为左、右支进入肝门。观察肝门静脉的属支，肝门静脉多由肠系膜上静脉和脾静脉在胰颈的后方汇合而成。

（2）解剖肝固有动脉：肝固有动脉（proper hepatic artery）起自肝总动脉（common hepatic artery）。向上追踪肝固有动脉至肝门处，可见它分为左、右支进入肝门。

右支在入肝门前发出胆囊动脉（cystic artery），分布于胆囊（gallbladder）。胆囊动脉常位于胆囊三角（cystohepatic triangle, Calot triangle）内。该三角由胆囊管、肝总管和肝下面三者所组成。胆囊动脉常有变异，观察其具体的发出部位。

（3）解剖胆总管：向上追踪胆总管（common bile duct），可见它由肝总管（common hepatic duct）和胆囊管（cystic duct）汇合而成。肝总管由肝左、右管汇合而成。胆囊管续于胆囊颈，内有螺旋状黏膜皱襞，称 Heister 瓣。胆囊管和肝管均可能会有变异。

3. **解剖腹腔干及其分支**   腹腔干（celiac trunk）是在膈下面直接发自腹主动脉（abdominal aorta）的不成对的、非常短的血管，随即分为胃左动脉、肝总动脉和脾动脉。胃左动脉见前面胃的血管。

（1）解剖脾动脉和伴行的脾静脉：将胃向上翻起，在胰上缘清理出脾动脉（splenic artery），追踪至腹腔干。继续向左清理脾动脉，其沿胰上缘左行，沿途分出胰支分布至胰。在进入脾门之前脾动脉分出胃网膜左动脉，沿胃大弯向右行。在清理脾动脉时，注意胰尾周围及脾门处有淋巴结分布。

切断脾动脉的胰支，将胰上缘下翻，即可见到与脾动脉伴行的脾静脉（splenic vein），位于脾动脉的下方。向右追踪脾静脉至胰颈的后方，其与肠系膜上静脉（superior mesenteric vein）汇合成肝门静脉（hepatic portal vein）。若胃左静脉（left gastric vein）未注入肝门静脉，则清理脾静脉时应注意它是否注入脾静脉，同时注意保留可能注入脾静脉的肠系膜下静脉（inferior mesenteric vein）。

（2）解剖肝总动脉：从腹腔干向右，找出肝总动脉，其进入肝十二指肠韧带，分为肝固有动脉和胃十二指肠动脉。

清理胃十二指肠动脉（gastroduodenal artery），它经十二指肠第一段后方、胆总管的左侧下行，分出胃网膜右动脉（right gastroepiploic artery）及胰十二指肠上动脉（superior pancreaticoduodenal artery）。后者分为前、后两支，分别走行于胰头和十二指肠降部之间前、后方的沟内，向两侧发分支供应胰头和十二指肠。

4. **解剖十二指肠**　十二指肠（duodenum）是一个 C 形的管道，约 25 cm 长，环绕在胰头周围。按其走形分为上部、降部、水平部和升部。十二指肠的第一段 2.5 cm，与胃相似，前后面有腹膜覆盖，上缘有小网膜附着，下缘有大网膜附着。小网膜囊位于这一短段之后。十二指肠的其余部分是腹膜后位，仅有部分被腹膜覆盖。沿十二指肠第二段降部的右侧切开腹膜。将十二指肠降部提起，翻向左侧，观察十二指肠水平部后方的结构，即肝门静脉、胆总管、胃十二指肠动脉等。沿十二指肠降部的左侧追踪胆总管（common bile duct）和胰管（pancreatic duct）至降部的后内侧壁。二者汇合后开口于十二指肠降部的后内侧壁上。由于有 Oddi 括约肌（sphincter of oddi）的存在，胆总管与胰管共同的末端管壁变厚。在胰腺实质内追踪主胰管 5 cm，可见有许多小管注入主胰管。此外，可能有副管（accessory duct）单独开口于十二指肠。纵行切开十二指肠降部的外侧壁，观察十二指肠黏膜的结构特点、十二指肠纵襞以及十二指肠大乳头、小乳头的位置。

5. **解剖胰**　胰腺（pancreas）位于腹上区和左季肋区，网膜囊的后面，分为头、颈、体、尾，各部之间无明显界限。胰头位于十二指肠 C 形的凹内，其钩突（uncinate process）突向左，位于肠系膜上血管的后方。胰颈是连接头和体的缩窄的部分，位于肠系膜上动脉（superior mesenteric artery）自腹主动脉（abdominal aorta）发出的起始部的前面。胰体向上走行，向左跨过中线，至横结肠系膜根的前缘。注意胰的这部分位于小网膜囊和胃的后面、左肾的前面。脾动脉在胰腺的上缘走行，脾静脉在胰的后方。辨认狭窄的胰尾部，走行在脾肾韧带的两层腹膜之间。

6. **解剖肝**　按以下步骤将肝取出：①平网膜孔处切断肝蒂；②将肝和肋弓上提，分别在腔静脉孔平面和尾状叶平面离断下腔静脉；③紧贴腹前壁内面和膈下面将肝圆韧带和镰状韧带切断；④将肝向下拉，在膈下方切断冠状韧带和左、右三角韧带，仔细缓慢剥离肝裸区的结缔组织和右肾上腺，切断冠状韧带下层，将肝完整取出。

（1）观察肝的外形：观察肝膈面的镰状韧带、冠状韧带和左、右三角韧带，观察它们之间的相互延续关系。

观察肝脏面 H 形沟以及其内的结构。H 形沟的左纵沟由肝圆韧带裂（fissure for

ligamentum teres hepatis）和静脉韧带裂（fissure for ligamentum venosum）组成，分别容纳胎儿时期脐静脉闭锁而成的肝圆韧带和胎儿时期静脉导管闭锁而成的静脉韧带。右纵沟由胆囊窝（fossa for gallbladder）和腔静脉沟组成，分别容纳胆囊和下腔静脉。横沟为肝门（porta hepatis）或第一肝门，位于脏面正中，有肝左、右管，肝固有动脉左、右支，肝门静脉左、右支和肝的神经、淋巴管等由此出入。这些结构被结缔组织包绕，构成肝蒂（hepatic pedicle）。

借 H 形沟将肝分为 4 个叶：肝左叶位于肝圆韧带裂与静脉韧带裂的左侧，即左纵沟的左侧；肝右叶位于胆囊窝与腔静脉沟的右侧，即右纵沟的右侧；方叶（quadrate lobe）位于肝门之前，肝圆韧带裂与胆囊窝之间；尾状叶（caudate lobe）位于肝门之后，静脉韧带裂与腔静脉沟之间。脏面的肝左叶与膈面的一致。脏面的肝右叶、方叶和尾状叶一起，相当于膈面的肝右叶。

观察第二、三肝门。在腔静脉沟的上部，肝左、中、右静脉出肝，汇入下腔静脉肝后段的上部，此处为第二肝门。在腔静脉沟的下部，肝右后下静脉和尾状叶静脉出肝，汇入下腔静脉肝后段的下部，此处为第三肝门。

辨认肝脏面的食管压迹、胃压迹、十二指肠压迹、肾上腺压迹、肾压迹和结肠压迹。提起胆囊，检查胆囊窝内是否存在从肝直接进入胆囊的细小胆管，即胆囊下肝管。有许多小静脉直接从胆囊进入肝，这些小静脉在外科上很重要，胆囊切除术（cholecystectomy）后，胆囊床的渗血问题必须立即解决。切开胆囊，观察蜂窝状的黏膜。

（2）解剖并观察肝段：肝内有 4 套管道，形成两个系统。肝门静脉、肝固有动脉和肝管的各级分支在肝内的走行、分支和配布基本一致，并有囊包绕，共同组成 Glisson 系统。肝静脉系统包括肝左、中、右静脉、肝右后静脉和尾状叶静脉。

肝段的概念就是依据 Glisson 系统在肝内的分布情况提出的。Glisson 系统位于肝叶和肝段内，肝静脉系统的各级属支位于肝段之间。按照 Couinaud 肝段划分法，可将肝分为左、右半肝，进而再分成 5 个叶和 8 个段。

于第一肝门处开始沿 Glisson 囊解剖、剥离肝内管道。追踪肝门静脉左、右支，肝固有动脉左、右支和肝管在肝内的配布，观察三者之间的相互关系。沿肝裂解剖肝静脉，观察其属支。

画出各肝裂在肝表面的标志线，分别沿各肝裂的标志线向肝深面缓慢剥离，查看走行于肝裂内的结构。肝内有 3 个叶间裂：正中裂、左叶间裂和右叶间裂；3 个段间裂：左段间裂、右段间裂和背裂。

正中裂（median fissure）在肝的膈面相当于自肝前缘的胆囊切迹中点，至下腔静脉左缘连线的平面，在肝的脏面以胆囊窝和腔静脉沟为标志。裂内有肝中静脉走行。此裂将肝分为对称的左、右半肝，直接分开相邻的左内叶与右前叶。

右叶间裂（right interlobar fissure）位于正中裂的右侧，此裂在膈面相当于从肝前缘的胆囊切迹右侧部的外、中 1/3 交界处，斜向右上方到达下腔静脉右缘连线的平面，转至脏面连于肝门右端。裂内有肝右静脉走行。此裂将右半肝分为右前叶和右后叶。

左叶间裂（left interlobar fissure）位于正中裂的左侧，起自肝前缘的肝圆韧带切迹，向后上方至肝左静脉汇入下腔静脉处连线的平面。在膈面相当于镰状韧带附着线的左侧 1 cm，脏面以左纵沟为标志。裂内有肝左静脉的左叶间支走行。此裂将左半肝分为左外叶和左内叶。

左段间裂（left intersegmental fissure）相当于自肝左静脉汇入下腔静脉处与肝左缘的中、上 1/3 交界处连线的平面。裂内有肝左静脉走行。此裂将左外叶分为上、下两段。

右段间裂（right intersegmental fissure）在肝脏面相当于肝门横沟的右端与肝右缘中点连线的平面，再转到膈面，向左至正中裂。此裂相当于肝门静脉右支主干平面，即把右前叶分开为右前叶上、下段，又将右后叶分开为右后叶上、下段。

背裂（dorsal fissure）位于尾状叶前方，起自肝左、中、右静脉出肝处（第 2 肝门），下至肝门，在肝上极形成一弧形线，将尾状叶与左内叶和右前叶分开。

（二）解剖结肠下区

1. **解剖肠系膜上动、静脉**　肠系膜上动脉（superior mesenteric artery）是不成对的血管，在腹腔干（celiac trunk）下方 1 cm 处发自腹主动脉（abdominal aorta），直径与腹腔干相似。将胰的尾部和体部翻向右侧，仔细分离肠系膜上动脉的起始部。注意血管周围密集的神经网络，是肠系膜上神经丛（superior mesenteric plexus of nerves）。清理神经丛，追踪动脉跨过十二指肠的前面至十二指肠的下部，勿损伤至胰和十二指肠的分支。肠系膜上静脉（superior mesenteric vein）位于动脉的右侧，引流动脉分布相同区域的血液。

追踪肠系膜上血管至小肠和大肠的不同部位。将横结肠连通附着的大网膜翻向上方，牵拉小肠向左，暴露肠系膜根，在十二指肠空肠曲的右侧可触及肠系膜血管。暴露两侧肠系膜之间的血管，辨认并追踪肠系膜上动脉的分支。

（1）胰十二指肠下动脉（inferior pancreaticoduodenal artery）：在十二指肠水平部的上缘找寻胰十二指肠下动脉的前、后支，观察其与胰十二指肠上动脉前、后支的吻合情况，并追踪至其由肠系膜上动脉发起处。

（2）小肠动脉（intestinal arteries）：12～16 条，分布至空肠和回肠。动脉吻合形成袢或弓，再发出直的终末支，即直小血管（vasa recta），至空肠和回肠的对侧。直小血管在肠系膜内没有吻合，血管之间出现"窗"。在回肠，血管袢或弓更复杂，级数更多，直小血管更短。

（3）回结肠动脉（ileocolic artery）：向右髂窝走行，供应盲肠和阑尾。阑尾动脉（appendicular artery）经回肠末端的后方进入阑尾系膜。回结肠动脉与回肠支（ileal branches）和右结肠动脉（right colic artery）有吻合。

（4）右结肠动脉（right colic artery）：发自肠系膜上动脉或回结肠动脉，供应升结肠，与邻近的动脉有吻合。

（5）中结肠动脉（middle colic artery）：供应横结肠的右侧半，与邻近的动脉有吻合。

2. 解剖肠系膜下动、静脉　肠系膜下动脉（inferior mesenteric artery）是不成对的血管，在主动脉分叉处的上方 3 cm 发自腹主动脉（abdominal aorta），比肠系膜上动脉细。触及并分离肠系膜下动脉的起始处，有肠系膜下神经丛（inferior mesenteric plexus of nerves）环绕。向大肠方向追踪动脉，辨认它的分支。

（1）左结肠动脉（left colic artery），向结肠左曲（left colic flexure）走行，供应降结肠（descending colon）和横结肠的左侧半，与中结肠动脉有吻合。

（2）乙状结肠动脉（sigmoid artery），通常有 4 个分支，形成动脉弓。

（3）直肠上动脉（superior rectal artery），供应直肠（rectum）的近段，分成左、右两支在直肠的两侧下行。

肠系膜上、下动脉的分支，沿结肠形成一系列的吻合袢，结果是形成沿大肠壁连续的边缘动脉（marginal artery）。

辨认肠系膜下静脉（inferior mesenteric vein），注入脾静脉或肠系膜上静脉，或在脾静脉与肠系膜上静脉汇合处注入肝门静脉。肠系膜下静脉的属支与肠系膜下动脉的分支相伴行。

直肠上静脉（superior rectal vein）起自直肠静脉丛（rectal venous plexus）。直肠静脉丛的血液也经直肠中静脉（middle rectal vein）和直肠下静脉（inferior rectal vein）引流至腔静脉系统（caval system of veins）。门静脉系统（portal venous system）因为没有瓣膜，当发生门静脉高压时，直肠上静脉内的血液潴留，门静脉的血液可进入直肠静脉丛，进而进入腔静脉系，使直肠静脉丛的血流和压力增加，导致痔疮（hemorrhoids）的发生。因此，痔疮的原因，医生必须考虑门静脉系统的情况。

（三）解剖腹膜后间隙

1. 解剖膈　膈（diaphragm）是一层薄的穹隆状的肌肉，形成腹腔的顶。收缩时穹顶下降，增加胸腔容积，减小腹腔容积，腹内压升高。去除膈下面的腹膜（peritoneum），辨认中心腱（central tendon）和膈的肌性部。检查膈的起点，前面起自胸骨（sternum），外侧起自下 6 对肋和肋软骨（lower six ribs and costal cartilages），后面起自脊柱（vertebral column）和弓状韧带（arcuate ligaments）。在第 2、3 腰椎前方寻找膈左、右脚（left and right crura）。探查膈的起点及胸肋三角和腰肋三角，此两处为膈的薄弱区。

在第 8 胸椎水平检查腔静脉孔（caval opening），位于中心腱，有下腔静脉（inferior vena cava）和右膈神经（phrenic nerve）的终末支通过。食管裂孔（esophageal opening）在第 10 胸椎水平，有食管（esophagus），左、右迷走神经（vagus nerve）和胃左血管（left gastric vessels）的食管支通过。主动脉裂孔（aortic opening）在第 12 胸椎水平，有

主动脉（aorta）、奇静脉（azygos vein）和胸导管（thoracic duct）通过。

2. 解剖腹主动脉及其分支，下腔静脉及其属支

（1）解剖腹主动脉和下腔静脉：清除腹膜，暴露覆盖在肾前方的结缔组织膜，肾前筋膜。用镊子提起肾前筋膜，自肾上端至下端在两肾前面各做一纵行切口，用刀柄插入切口内侧深面，分离肾前筋膜与深面组织，直至左右两侧连接处为止。去除中线附近的肾前筋膜，显露腹主动脉和下腔静脉。

腹主动脉（abdominal aorta）经膈的主动脉裂孔进入腹膜后隙，沿脊柱左前方下行，在第 4 腰椎高度分为左、右髂总动脉（left and right common iliac artery）。观察腹主动脉发出的 3 个不成对脏支：在主动脉裂孔稍下方发出的腹腔干（celiac trunk）；在腹腔干稍下方，第 1 腰椎高度发出的肠系膜上动脉（superior mesenteric artery）；在第 3 腰椎高度发出的肠系膜下动脉（inferior mesenteric artery）。在下腔静脉和腹主动脉周围寻找腰淋巴结，为大小不等的椭圆形结构。清理上部 3～4 个腰淋巴结，并分离若干条比较粗大的输出管，追至其转到腹主动脉后方处，并于腹腔干和肠系膜上、下动脉根部周围清理各同名淋巴结。上述淋巴结周围有许多神经纤维，注意勿切断，留待以后观察。

下腔静脉（inferior vena cava）在第 5 腰椎前方由左、右髂总静脉（left and right common iliac vein）汇合而成，沿脊柱右前方、腹主动脉右侧上行，穿过膈的腔静脉孔进入胸腔。

在腹主动脉和下腔静脉周围，寻找腰淋巴结，为大小不等的椭圆形结构。清理上部 3～4 个腰淋巴结，并分离若干条比较粗大的输出管，追踪至腹主动脉后方处。在腹腔干和肠系膜上、下动脉根部周围清理各同名淋巴结。注意淋巴结周围有许多神经纤维，勿切断。

（2）解剖腹主动脉的壁支、成对的脏支及伴行的静脉。

1）解剖膈下动脉及其分支、膈下静脉及其属支：在膈的后部，食管和腔静脉孔两侧，寻找蓝色的膈下静脉（inferior phrenic vein）及与之伴行的膈下动脉（inferior phrenic artery）。追踪膈下动脉至其起点处，其在膈主动脉裂孔处，自腹主动脉发出。左膈下动脉经左膈脚前方、食管腹段后方，右膈下动脉经右膈脚前方、下腔静脉后方，至膈中心腱处各分为前、后两支，分布至膈。清理膈下动脉发出的至肾上腺的分支肾上腺上动脉（superior adrenal artery）。膈下静脉的属支与同名动脉伴行。

2）解剖腰动脉和腰静脉：腰动脉（lumbar artery）共 4 对，自腹主动脉后壁的两侧发出，经腰椎体前面和侧面，至腰大肌内侧缘处分为背侧支和腹侧支。

腰静脉（lumbar vein）共 4 对，与腰动脉伴行，汇入下腔静脉。腰静脉间的纵行交通支为腰升静脉（ascending lumbar vein），向下与髂总静脉、髂腰静脉和髂内静脉相连，向上与肾静脉、肋下静脉和奇静脉相通。

3）解剖骶正中动脉：骶正中动脉（median sacral artery）发自腹主动脉末端的背侧，在第 4、5 腰椎以及骶骨和尾骨前面下降，发出分支至邻近组织。

　　4）解剖肾动脉及其分支、肾静脉及其属支：将肠系膜翻向右上方，在肠系膜上动脉根部下方，平第 2 腰椎高度寻找肾动脉（renal artery），追至肾门处。观察其发出的肾上腺下动脉（inferior suprarenal artery）。

　　肾静脉（renal vein）在肾动脉前面行向内侧，注入下腔静脉。左肾静脉比右肾静脉长，跨过腹主动脉前面。左肾静脉接受左肾上腺静脉（left suprarenal vein）和左睾丸（卵巢）静脉（left testicular or ovarian vein）。

　　5）解剖睾丸（卵巢）动、静脉：观察被壁腹膜覆盖的睾丸动脉和静脉（testicular arteries and veins）。在肾水平和腹股沟管深环（deep inguinal ring）处在大血管之间斜行。睾丸血管跨过输尿管（ureter）。

　　在腹股沟管深环处提起睾丸血管，向上方追踪，观察以下结构：左睾丸静脉注入左肾静脉；右睾丸静脉直接注入下腔静脉；左、右睾丸动脉直接发自腹主动脉，在肾动脉起点处下方发出。

　　在女性尸体，解剖相应的卵巢血管（ovarian vessels）。

　　（3）解剖髂总动、静脉：将乙状结肠及其系膜翻起，可见腹主动脉平第 4 腰椎体下缘处分为两终支，左、右髂总动脉（left and right common iliac artery），观察并清理血管周围的淋巴结和神经纤维。在髂总动脉的夹角内，可见神经纤维自腹主动脉两侧汇合，并越过骶骨岬入小骨盆，这些神经即上腹下丛（superior hypogastric plexus）。将神经丛提起并推向一侧，在主动脉分叉处寻找骶正中动脉（median sacral artery）。在左、右髂总动脉之间可见下腔静脉的起始部，及位于同名动脉内侧的左髂总静脉。清除右髂总动脉右侧的结缔组织后，可见右髂总静脉。左、右髂总静脉在第 5 腰椎的右前方汇合成下腔静脉。

　　骶髂关节前方，寻找由髂总动脉分出的髂内动脉（internal iliac artery）、髂外动脉（external iliac artery）及其伴行的静脉和周围的淋巴结。清理髂外动脉末端的结缔组织，寻找其分支腹壁下动脉（inferior epigastric artery）和旋髂深动脉（deep circumflex iliac artery）。

3. 解剖肾

　　（1）解剖肾的被膜：肾（kidney）表面由外向内有 3 层被膜：肾筋膜（renal fascia）、脂肪囊（adipose capsule）和纤维囊（fibrous capsule）。

　　肾前筋膜切口向上延，至肾上腺稍上方，注意勿损伤其深面的结构。用手伸入肾前筋膜深面，使其与深面组织分离，向上、下、外侧探查，了解肾前、后筋膜的愈着关系。探查肾筋膜向上及两侧的延续关系。肾前筋膜覆盖肾、肾上腺及其血管的前面，并越过腹主动脉和下腔静脉前面与对侧的肾前筋膜相连。肾后筋膜位于肾和肾上腺后面，与腰大肌和腰方肌筋膜相贴，向内附于椎体与椎间盘。两层筋膜在肾上腺上端和肾的外侧缘相互融合，向上与膈下筋膜相延续，向外侧与腹横筋膜相连，在肾下方两层并不融合。

观察肾筋膜深面的肾脂肪囊。囊状的纤维组织层，又称肾床，厚度可达 2 cm，经肾门延至肾窦内。

纤维囊又称肾纤维膜，为肾的固有筋膜。

（2）解剖肾：清除肾筋膜和脂肪囊，暴露肾，观察其形态、位置和毗邻。在观察肾前面的毗邻时，将胃、十二指肠、胰、脾和肝恢复原位。右肾下方与结肠右曲接触；脏面的 3/4 有壁腹膜覆盖，此处与肝的脏面相接触；内侧缘与十二指肠的降部相接触。检查左肾，脏面的中部与胰的尾部接触，下部与结肠左曲接触。

肾为腹膜外位器官，贴附于脊柱两侧的腹后壁。左肾位于第 11 胸椎下缘至第 2～3 腰椎椎间盘平面。右肾比左肾低 1～2 cm，位于第 12 胸椎上缘至第 3 腰椎上缘。肾内侧缘中部的凹陷处为肾门（renal hilum）。出入肾门的肾血管、肾盂（renal pelvis）、神经和淋巴管等结构被结缔组织包裹构成肾蒂（renal pedicle）。清理肾蒂并观察各结构的排列关系：由前向后为肾静脉、肾动脉和肾盂；由上向下为肾动脉、肾静脉和肾盂。通常肾动脉进入肾门之前分成两支，并可能有副肾动脉存在。

平右肾下端切断右输尿管和肾蒂各结构，取出右肾。在肾表面剥离一小块肾纤维囊，观察其与肾实质的愈着情况。正常时，易从肾表面剥离，在某些病理情况下，与肾实质粘连而难以剥离。

经肾门将肾沿冠状面切成前大后小的两半，观察肾窦内结构及肾的内部结构。肾窦（renal sinus）是肾门向内凹陷形成的腔，由肾小盏（minor renal），肾大盏（major calices），肾盂，肾的血管神经、淋巴管和脂肪填充。肾实质分成表层的肾皮质（renal cortex）和深层的肾髓质（renal medulla）。

4. **解剖肾上腺** 清理肾上端，翻起肾前筋膜及其深面的脂肪组织，小心暴露两侧的肾上腺（adrenal gland）及其血管神经。肾上腺紧贴肾的上极，仅有一薄层脂肪组织在肾和肾上腺之间。肾上腺很脆，容易撕裂。左肾上腺近似半月形，右肾上腺呈三角形。观察它们的毗邻情况：右肾上腺与其左侧的下腔静脉重叠，与肝接触；左肾上腺位于胃床的后面。

辨认供应肾上腺的 3 对动脉：发自膈下动脉（inferior phrenic artery）的肾上腺上动脉（superior suprarenal artery）；发自腹主动脉（abdominal aorta）的肾上腺中动脉（middle suprarenal artery）；发自肾动脉（renal artery）的肾上腺下动脉（inferior suprarenal artery）。

每侧肾上腺有一条静脉从门（hilus）穿出，右侧注入下腔静脉（inferior vena cava），左侧注入肾静脉（renal vein）。

有许多神经经过邻近的腹腔神经节（celiac ganglia）分布至肾上腺。

5. **解剖输尿管** 将左肾向前向右翻起，在肾门的最后方，辨认肾盂（renal pelvis），它向下延续为输尿管（ureter）。输尿管在腹后壁腹膜覆盖下向下走行。从肾门追踪输尿管，沿腰肌向下，至在骶髂关节前方跨过髂总动脉分叉处进入骨盆。输尿管有 3 个缩窄：输尿管与肾盂连接处；跨过髂血管处；与膀胱（bladder）交界处。

6. 解剖腹腔丛、腰交感干和腰淋巴干

（1）解剖腹腔丛：腹腔丛（celiac plexus）是最大的内脏神经丛，位于第 12 胸椎和第 1 腰椎上部高度，在小网膜和胰的后面，膈脚与主动脉的前面，两侧肾上腺之间，腹腔干和肠系膜上动脉根部周围，含有腹腔神经节（celiac ganglia）、肠系膜上神经节和主动脉肾神经节（aorticorenal ganglia）等。

在腹腔干根部两旁，小心清除疏松结缔组织，可见一对形状不规则、比较坚硬的结构，为腹腔神经节（celiac ganglia）。右腹腔神经节常被下腔静脉所掩盖，推开下腔静脉，清理右腹腔神经节的边界，注意神经节的位置、形态和纤维联系。在胃左动脉旁，找出在胃后壁处已清理出的迷走神经后干及其发出的腹腔支和胃后支。在胸腔脊柱旁，用镊子提起内脏大神经（greater splanchnic nerve），并向上轻轻牵拉，观察腹腔神经节是否随之活动；以同样方式，牵拉内脏小神经（lesser splanchnic nerve），以便找到主动脉肾神经节（aorticorenal ganglia）。

进一步清理腹腔丛（celiac plexus）发出的副丛。副丛缠绕在动脉周围，伴随主动脉腹部的分支而分布。

（2）解剖腰交感干：腰交感干（lumbar sympathetic trunk）由 4 对腰神经节（lumbar ganglia）通过节间支相连而成，位于腹膜后结缔组织内。在脊柱与腰大肌之间找到腰交感干，探查其上、下的延续。左腰交感干与腹主动脉左缘相邻，其下端位于左髂总静脉的后面。右腰交感干的前面被下腔静脉所覆盖，其下端位于右髂总静脉的后面。

（3）解剖左右腰干、肠干和乳糜池：在腹主动脉上部，两侧腰淋巴结中寻找较大淋巴管，将腹主动脉翻向左侧，沿淋巴管向上追踪。淋巴管在腹主动脉后方汇合成较大的淋巴干，即左、右腰干（lumbar lymph trunk）。在第 1 腰椎水平，左、右腰干合成囊状的乳糜池（cisterna chyli），为胸导管（thoracic duct）的起始部，向上追踪至主动脉裂孔处。汇入乳糜池的还有肠干（intestinal lymph trunk）。在腹腔干和肠系膜上动脉根部周围的淋巴结中，寻找较粗大的淋巴管，并沿之追向深部至其汇成较大的淋巴干，即肠干，并追至其注入乳糜池处。

7. **解剖腹后壁的神经**　清理腹后壁，辨认腹横肌（transversus abdominis muscle）、腰方肌（quadratus lumborum muscle）、髂肌（iliacus muscle）和腰大肌（psoas major muscle）。腰方肌位于脊柱两侧，起自髂嵴的后部，向上止于第 12 肋和第 1～4 腰椎横突。腰大肌起自腰椎体侧面和横突，髂肌位于腰大肌外侧，起自髂窝，两肌向下汇合，经腹股沟韧带深面，止于股骨小转子。

小心从腹后壁去除筋膜，解剖以下神经：

（1）肋下神经（subcostal nerve），在第 12 肋下方约 1 cm 处。

（2）髂腹下神经（iliohypogastric nerve）和髂腹股沟神经（ilioinguinal nerve），在腰大肌外侧缘穿出，腰方肌前面下行，通常两条神经到腹横肌深面才分开。

（3）生殖股神经（genitofemoral nerve），穿过腰肌的前面。

（4）股外侧皮神经（lateral cutaneous nerve of thigh），在髂前上棘附近穿过腹股沟韧带深面，供应大腿的外侧面。

（5）股神经（femoral nerve），非常大的神经，位于腰肌和髂肌的夹角处，经腹股沟韧带深面走行。

（6）闭孔神经（obturator nerve），在腰肌的内侧缘。

（7）腰骶干（lumbosacral trunk），由第4腰神经的一部分与第5腰神经的全部前支构成，向下加入骶丛（sacral plexus）。大而扁的腰骶干紧贴骶骨翼，腰肌在原位时很难看到。

解剖盆腔脏器和血管

可锯切盆部进行观察：向上、下推挤乙状结肠的内容物，于骨盆入口处用线绳双重结扎乙状结肠的下段，在两结扎绳之间切断乙状结肠，将乙状结肠推向上方。平第4、5腰椎间水平锯断躯干。

（一）解剖男性盆腔脏器

腹膜从腹前壁的后面、耻骨的后面，下行至空虚的膀胱（urinary bladder）的上面。尸体上，膀胱空虚塌陷贴在耻骨后面，不易辨认。活体，充盈的膀胱将腹膜与耻骨和腹壁分开一段距离。膀胱两侧有膀胱旁窝（paravesical fossa）存在，膀胱充盈时特别明显。腹膜覆盖膀胱后面4 cm和精囊（seminal vesicles）。腹膜从精囊的上端向后延伸，经直肠膀胱陷凹（rectovesical fossa），至直肠（rectum）的中部。向下腹膜仅覆盖直肠的前面，向上延续，包裹直肠两侧，大约在第3骶椎，形成乙状结肠系膜（sigmoid mesocolon）。直肠两边的凹陷称为直肠旁窝（pararectal fossae）。用手指探查骨盆侧壁的腹膜，注意分离腹膜上附着的结构，直肠在背侧，脐尿管（urachus）和膀胱在腹侧，输尿管（ureter）和输精管（ductus deferens）在两侧。

1. **解剖输尿管盆部**　输尿管（ureter）沿盆腔侧壁向下、向后，经过髂内动脉、髂内静脉、闭孔动脉、闭孔静脉和闭孔神经的前方。左侧输尿管越过左髂总动脉末端的前方，右侧输尿管越过右髂外动脉起始部的前方。在坐骨棘平面，输尿管转向前内方，到达膀胱。进入膀胱外侧角之前，有输精管从输尿管的前内方越过。

2. **解剖输精管**　在男性，于腹股沟管深环处找出输精管（ductus deferens）。输精管绕过腹壁下动脉的外侧，向后内行，跨过髂外动脉、髂外静脉、闭孔神经、闭孔动脉和闭孔静脉，于输尿管的前内方到达膀胱底后面。输精管末端膨大，形成输精管壶腹（ampulla ductus deferens）。输精管壶腹的外侧为精囊（seminal vesicle）。输精管壶腹的下端变细，与精囊腺的排泄管汇合成射精管（ejaculatory duct），长约2 cm，穿入前列腺底，开口于尿道前列腺部。

3. **解剖膀胱、前列腺**　膀胱（urinary bladder）位于盆腔前部，耻骨联合后方，上界约与骨盆上口相当。前列腺（prostate）位于膀胱颈与尿生殖膈之间，后面借直肠膀胱膈与直肠壶腹相邻，后上方有输精管和精囊。

在膀胱的上面做一 V 形切口，像翻开盒盖一样打开膀胱，可见其黏膜形成皱褶，但注意膀胱三角处是光滑的。尿道内口（internal orifice of urethra）位于膀胱最低处，有利于排尿。从尿道内口纵行切开前列腺（prostate）前部和尿道的前列腺部（prostatic urethra）。观察尿道的前列腺部，注意其后壁有一纵形隆起，称尿道嵴（urethral crest）。隆起的顶点为精阜（semind colliculus），精阜有前列腺小囊（prostatic utricle）的开口，两侧有射精管（ejaculatory ducts）的开口。充分展示输精管壶腹（ampullae of deferent duct）和精囊（seminal vesicles），它们位于膀胱和直肠之间的直肠膀胱筋膜（rectovesical fascia）内。

4. **解剖直肠**　直肠（rectum）位于盆腔后部，于第 3 骶椎平面与乙状结肠相连，向下穿盆膈续为肛管（anal canal）。在直肠膀胱陷凹（rectovesical pouch）的下方，直肠向前方扩大，形成壶腹（ampulla）。

5. **解剖盆腔的血管和神经**　从骨盆壁分离腹膜，连同附着的输尿管和输精管，向内侧牵拉。清理闭孔内肌（obturator internus muscle），起自闭孔膜的内面及其周围的骨面，肌束向后集中，穿坐骨小孔出骨盆。清理梨状肌（piriformis muscle），起自骶骨的外侧部，经坐骨大孔穿出。观察肛提肌（levator ani muscle）的起点，从耻骨体的内面到坐骨棘的内面。尾骨肌（coccygeus muscle）是三角形的肌片，在骶棘韧带的盆面。

（1）解剖盆腔的主要动脉

1）直肠上动脉（superior rectal artery），不成对，发自肠系膜下动脉（inferior mesenteric artery），在乙状结肠系膜内下行至直肠后面，分为两支，沿直肠两侧向下，供应直肠的上 2/3。

2）骶正中动脉（median sacral artery），不成对，在主动脉分叉处的稍上方，发自主动脉后面，在第 4、5 腰椎，骶骨和尾骨的前面正中线下降。

3）髂内动脉（internal iliac artery），成对，自髂总动脉发出，跨过腰肌，沿盆腔侧壁下行。发出脐动脉（umbilical artery），至脐；在膀胱侧面，发出膀胱上动脉（superior vesical artery）供应膀胱。在盆底附近寻找髂内动脉至直肠的小分支，有时较大，如直肠中动脉（middle rectal artery）。寻找至膀胱下部和前列腺的分支，即膀胱下动脉（inferior vesical artery）。这些血管很小，不易定位。①臀上动脉（superior gluteal artery），为最大的分支，向后走行很短的距离，在坐骨大孔的顶点、梨状肌的上方离开骨盆；②臀下动脉（inferior gluteal artery），在骶丛前方朝向坐骨棘走行；③阴部内动脉（internal pudendal artery），在臀下动脉前方走行；④闭孔动脉（obturator artery），在盆腔侧壁前行，向闭孔走行；⑤髂腰动脉（iliolumbar artery），在臀上动脉附近发出，或自臀上动脉发出，跨过骶骨翼，可替代第 5 腰动脉（lumbar artery）；⑥骶外侧动脉（lateral sacral artery），两个分支，上支和下支在骶前孔（pelvic sacral foramina）外侧下行。

4）髂外动脉（external iliac artery）发出旋髂深动脉（deep circumflex iliac artery）和腹壁下动脉（inferior epigastric artery）。

（2）解剖盆腔的主要神经：在腰大肌内侧缘与第5腰椎和骶岬之间的深面，寻找腰骶干（lumbosacral trunk），其始于骶骨翼前缘。前4对骶神经的前支，自骶前孔穿出，与上方的腰骶干共同组成骶丛（sacral plexus）。骶丛位于梨状肌的前面，有臀上动脉、臀下动脉和阴部内动脉穿过。清理宽扁的骶丛和两个终末支，坐骨神经（sciatic nerve）和阴部神经（pudendal nerve）。分别在腰大肌下部的内侧缘和外侧缘找出闭孔神经（obturator nerve）和股神经（femoral nerve），前者位于在第5腰椎前方。在中线两侧分离出从腹主动脉丛（abdominal aortic plexus）向下延续的上腹下丛（superior hypogastric plexus），向下追踪至直肠两侧的盆丛（pelvic plexus），又称下腹下丛（inferior hypogastric plexus）。提起盆丛，清理观察第2～4骶神经前支各发出一条细小的盆内脏神经，加入盆丛。在骶前孔内侧清理骶交感干（sacral sympathetic trunk）和位于尾骨前方的奇神经节（ganglion impar）。

（3）解剖盆腔的淋巴结：淋巴结通常在盆腔的脂肪内，在瘦的标本中可以找到一些，特别是因为疾病肿大时。主要排列成3个群：①髂外淋巴结（external iliac lymph nodes）沿髂外血管的两侧和前方排列；②髂内淋巴结（internal iliac lymph nodes）沿髂内血管排列；③骶淋巴结（sacral lymph nodes），1或2个沿骶正中动脉排列，一串沿骶外侧动脉排列。

（二）解剖女性盆腔脏器

子宫（uterus）位于盆腔中央，膀胱与直肠之间。腹膜从膀胱经膀胱子宫陷凹（vesicouterine pouch）至子宫。子宫后面与直肠前面的深腹膜袋为直肠子宫陷凹（rectouterine pouch），是女性盆腔的最低处。前后两层腹膜在子宫两侧融合，形成子宫阔韧带（broad ligament of uterus），延伸至盆腔侧壁，两层分开，附着于盆壁。

输卵管（uterine tube）位于子宫阔韧带的上缘内，由外向内分为4部：输卵管漏斗，呈喇叭形，伞端穿过腹膜，有输卵管腹腔口通腹膜腔，可有一个突起到达卵巢；输卵管壶腹，为卵子受精部位；输卵管峡，为输卵管结扎的部位；输卵管子宫部，有输卵管子宫口，通子宫腔。

卵巢（ovary）通过一个小的皱襞即卵巢系膜（mesovarium）连于子宫阔韧带的后面。卵巢长轴或多或少呈垂直位，位于盆腔侧壁上腹膜围成的卵巢窝（ovarian fossa）内，边界为髂内外血管的分叉处。临床上常将卵巢和输卵管称为子宫附件（uterine appendage）。

观察位于子宫阔韧带两层之间两条纤维条索，几乎相互延续，附于子宫两侧输卵管附着处的下方：卵巢固有韧带（proper ligament of ovary），通过阔韧带的后层可见，延伸至卵巢的子宫端；子宫圆韧带（round ligament of uterus），通过阔韧带的前层可见，在腹膜下跨过骨盆边缘，经腹壁下动脉的外侧，与男性输精管的行程相同，最终穿过腹股沟管。此外，子宫主韧带（cardinal ligament of uterus）又称子宫颈横韧带，位于子宫阔韧带基底部，呈扇形连于子宫颈与盆腔侧壁之间。

观察两个腹膜皱襞：①直肠子宫襞（rectouterine fold）：从子宫峡弯曲向后，经直肠侧方至骶骨，形成直肠子宫陷凹的边缘，包含有纤维肌组织子宫骶韧带（uterosacral ligament）；②卵巢悬韧带（suspensory ligament of ovary）：从卵巢的输卵管端起始，跨过髂外血管，包含有卵巢血管。暴露悬韧带内的卵巢血管，小心勿损伤紧贴其后方的输尿管。

在髂总动脉的分叉处提起输尿管。输尿管跨过髂外动脉，在髂内动脉前面下降进入骨盆。辨认子宫动脉（uterine artery）和静脉，斜行跨过输尿管，到达子宫两侧。

卵巢在盆腔内的正常位置主要靠卵巢悬韧带和卵巢固有韧带维持。成人子宫在膀胱空虚时呈前倾（anteversion）前屈（anteflexion）位，子宫阔韧带、子宫圆韧带、子宫主韧带及子宫骶韧带与阴道、尿生殖膈和盆底肌共同维持子宫的正常位置。

可沿正中矢状面平分盆部和会阴进行观察

沿正中线，锯开盆部及会阴的骨性部分，用刀剖开盆腔脏器及外生殖器。

复习要点

1．Camper's fascia 和 Scarpa's fascia 的位置和结构。

2．T_6~L_1 脊神经前支的分布。

3．腹肌前外侧群各肌的起止、功能、神经支配和血液供应。

4．腹直肌鞘的结构。

5．腹股沟管的位置、结构和内容。

6．腹股沟三角的边界及内容。

7．腹腔脏器的位置与结构。

8．腹膜的结构。

9．网膜囊的位置，网膜孔的周界。

10．男性盆腔脏器的位置与结构。

11．女性盆腔脏器的位置与结构。

12．胃的血液供应和神经支配。

13．肝十二指肠韧带内的结构。

14．腹腔干的位置与分支。

15．肠系膜上动脉的位置与分支。

16．肠系膜下动脉的位置与分支。

17．腹主动脉的壁支和成对的脏支。

18．肝门静脉的组成和引流范围。

19．下腔静脉的属支。

20．肾的位置、毗邻、被膜及结构。

21．肾上腺的形状、位置、毗邻及血液供应。

22．腹腔丛、腰交感干的位置及结构。

23．胸导管的起始部位和走行。

24．腹后壁肌肉的起止和功能。

25．输尿管的走行及毗邻。

26．输精管的走行，与精囊、输尿管、血管及神经的毗邻关系。

27．髂内动脉的走行与分支。子宫动脉与输尿管的关系。

28．骶丛的位置和分支。

29．子宫的位置及固定装置。子宫圆韧带的走行。

腹股沟区后（内侧）面观（图10-2）

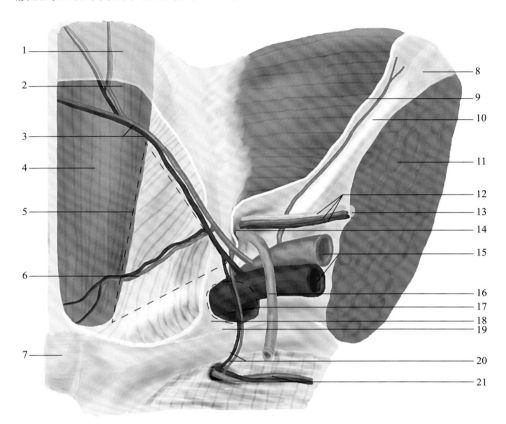

图 10-2　腹股沟区后（内侧）面观　[inguinal region, posterior（internal）view]

1．腹直肌鞘（后层）[sheath of rectus abdominis（posterior layer）]；2．弓状线（arcuate line）；

3．腹壁下血管（inferior epigastric vessels）；4．腹直肌（rectus abdominis muscle）；

5．腹股沟三角（虚线内）[inguinal（Hesselbach's）triangle（dashed line）]；

6．腹壁下血管耻骨支（pubic branched of inferior epigastric vessels）；7．耻骨联合（pubic symphysis）；

8．髂前上棘（anterior superior iliac spine）；9．腹横筋膜（切开）[transversalis fascia（cut away）]；

10．髂耻束（iliopubic tract）；11．髂腰肌（iliopsoas muscle）；12．睾丸血管和生殖股神经生殖支

（testicular vessels and genital branch of genitofemoral nerve）；13．股神经（femoral nerve）；

14．腹股沟深环（deep inguinal ring）；15．髂外血管（external iliac vessels）；16．输精管（ductus（vas）deferens）；

17．股环（扩大）[femoral ring（dilated）]；18．腔隙韧带（lacunar ligament）；19．耻骨梳韧带（pectineal ligament）；

20．副闭孔血管（accessory obturator vessels）；21．闭孔血管（obturator vessels）

（滕雅群　刘津平）

胃的血供（图 10-3）

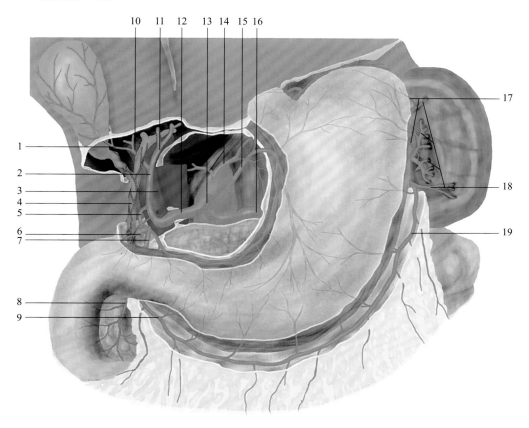

图 10-3　胃的血供（blood supply of stomach）

1. 胆囊动脉（cystic artery）；2. 肝固有动脉（hepatic artery proper）；3. 肝门静脉（hepatic portal vein）；

4. 胆总管（common bile duct）；5. 胃右动脉（right gastric artery）；

6. 胰十二指肠上后动脉（posterior superior pancreaticoduodenal artery）；7. 胃十二指肠动脉（gastroduodenal artery）；

8. 胰十二指肠上前动脉（anterior superior pancreaticoduodenal artery）；

9. 胃网膜右动脉 [right gastro-omental（gastro-epiploic）artery]；10. 肝右动脉（right hepatic artery）；

11. 肝左动脉（left hepatic artery）；12. 肝总动脉（common hepatic artery）；13. 腹腔干（celiac trunk）；

14. 左、右膈下动脉（left and right inferior phrenic arteries）；15. 胃左动脉（left gastric artery）；16. 脾动脉（splenic artery）；

17. 胃短动脉（short gastric artery）；18. 脾动脉脾支（splenic branches of splenic artery）；

19. 胃网膜左动脉 [left gastro-omental（gastro-epiploic）artery]

（张天见　刘津平）

肾和肾上腺的血供（图 10-4）

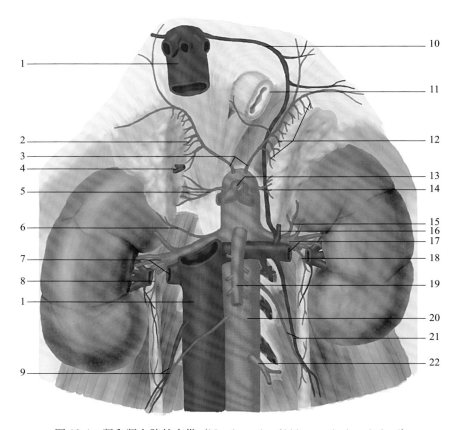

图 10-4　肾和肾上腺的血供（blood supply of kidney and adrenal gland）

1. 下腔静脉（inferior vena cava）；2. 右肾上腺上动脉（right superior suprarenal arteries）；
3. 左、右膈下动脉（left and right inferior phrenic arteries）；4. 右肾上腺静脉（right suprarenal vein）；
5. 右肾上腺中动脉（right middle suprarenal artery）；6. 右肾上腺下动脉（right inferior suprarenal artery）；
7. 右肾动、静脉（right renal artery and vein）；8. 右肾动脉输尿管支（ureteric branch of right renal artery）；
9. 右睾丸（卵巢）动、静脉 [right testicular（ovarian）artery and vein]；10. 左膈下静脉（left inferior phrenic vein）；
11. 食管（esophagus）；12. 左肾上腺上动脉（left superior suprarenal arteries）；13. 腹腔干（celiac trunk）；
14. 左肾上腺中动脉（left middle suprarenal artery）；15. 左肾上腺下动脉（left inferior suprarenal artery）；
16. 左肾上腺静脉（left suprarenal vein）；17. 左肾动、静脉（left renal artery and vein）；
18. 左肾动脉输尿管支（ureteric branch of left renal artery）；19. 肠系膜上动脉（superior mesenteric artery）；
20. 腹主动脉（abdominal aorta）；21. 左睾丸（卵巢）动、静脉 [left testicular（ovarian）artery and vein]；
22. 肠系膜下动脉（inferior mesenteric artery）

（刘津平）

实验十一：胸壁及胸腔

一、解剖肋间隙

    胸前外侧壁的浅层结构已在前面的课程中解剖完成。逐层翻开皮肤、浅筋膜、胸大肌、胸小肌，观察肋间神经前皮支和外侧皮支穿出部位；清理胸大、小肌在胸壁上的附着部分；将前锯肌自起点处剥离，连同支配该肌的胸长神经一起翻向外侧，观察其与腹外斜肌肌齿的交错情况。

    肋骨之间的间隙称为肋间隙（intercostal spaces）。每个肋间隙包括 3 层肌肉，与腹前壁相当。通过胸骨角确定第 2 肋，在胸前外侧壁，可选择第 3 肋间隙进行解剖。

    清理肋间外肌（external intercostal muscle），其肌纤维的方向从第 3 肋下缘向下向前，至第 4 肋上缘。自肋结节向前至肋软骨，追踪肌肉向前延续为腱膜，称为肋间外膜（external intercostal membrane）。透过肋间外膜可看到其深面的肋间内肌。

    去除第 3 肋间隙的肋间外膜，沿第 3 肋下缘切断肋间外肌，翻向下，暴露肋间内肌（internal intercostal muscle）。肋间内肌的肌纤维方向从后下斜向前上方，与肋间外肌的肌纤维方向呈直角。肋间内肌从胸骨（sternum）向后至肋角（angle of rib），延续为腱膜，即肋间内膜（internal intercostal membrane）。沿第 4 肋上缘小心切断肋间内肌，翻向上。辨认第 3 肋间神经（intercostal nerve），向前、向后追踪，注意其与肋间肌、肋及伴行的动脉和静脉之间的关系。

    肋间内肌的深面是一组三块肌肉，通常被称为一块肌肉的 3 部分。前部是胸横肌（transversus thoracis muscle），通过一层薄膜与肋间最内肌（intercostales intimi muscle）相连，肋间最内肌位于肋间内肌深面，肌纤维方向与肋间内肌相同，向后延续至肋角，以游离缘终止，仅存在于肋间隙的中 1/3 部。最内层肌的第三部分称为肋下肌（subcostal muscle），位于肋角附近，两个或三个肋间隙的范围，即起自肋骨内面，向下越过 1～2

个肋间隙，附着于两个或三个下位肋骨的内面，肌纤维方向与肋间内肌相同。

肋间血管和神经走行于肋间内肌和肋间最内肌之间。在肋角前方，肩胛线与腋后线之间，血管和神经分为上、下两支，分别沿肋上、下缘前行。上支走行于相应肋骨下缘，肋间静脉位置最高，动脉次之，在肋角以前至腋前线均为肋沟所保护，肋间神经一直露于肋骨下缘以下。下支走行于下位肋骨的上缘，由上向下的排列顺序为神经、动脉和静脉。根据肋间血管神经束的位置，考虑胸膜腔穿刺的部位。胸膜腔穿刺在近肋角处，应在下位肋骨的上缘进针；在肋角外侧，应在肋间隙中部进针。用一个尖的针穿透一个肋间隙，想象一下针进入胸膜腔（pleural cavity）之前会通过几层组织。这个练习有重要的临床意义。

二、解剖胸膜

（一）开胸

进行如下操作时，注意不要损伤壁胸膜（parietal pleura）。

离断胸锁关节，将锁骨与胸壁游离，切断锁骨下肌，于第 1 肋骨上缘切断胸廓内动脉。翻起胸大肌和胸小肌，剥离前锯肌在各肋骨上的起点。用肋骨剪尽量靠外侧剪断第 1 肋骨，切断第 1 肋间组织，斜向外下，沿腋中线依次剪断第 2～10 肋和肋间结构。

用一只手自胸骨柄提起胸前壁，自上而下向前翻起，与此同时，用另一手从颈静脉切迹插入胸骨后方，将胸骨深面的结构压向后，并向两侧将壁胸膜逐渐从胸前壁内面尽量完整分离。胸壁与壁胸膜之间有胸内筋膜存在，容易剥离。最终将胸前壁完全向下翻开，置于腹前壁的前面。翻开胸壁时，注意不要被肋骨的断端刺伤手指；不要用力过猛，以免折断胸骨或肋软骨。

（二）观察前胸壁后面和膈

观察掀起部分的后面。前胸壁后面有光滑的壁胸膜。剥去胸骨和肋软骨后面的壁胸膜，暴露胸横肌（transversus thoracis muscle）和胸廓内血管（internal thoracic vessels）及其分支。

胸横肌与肋间最内肌和肋下肌共同构成肋间肌肉的最内层。胸横肌起自剑突、胸骨下部及邻近肋软骨后面，向上走行，止于第 2～6 肋软骨。

胸廓内动脉（internal thoracic artery）是锁骨下动脉（subclavian artery）第 1 段的分支。它在胸骨外侧 1 cm 处，上六位肋软骨、肋间隙及肋间神经末端的后面向下走行，向前至胸膜和胸横肌，末端在第 6 肋间隙分成腹壁上动脉（superior epigastric artery）和肌膈动脉（musculophrenic artery）。清理胸廓内动脉，注意它的终末支。胸廓内静脉（internal thoracic vein）在动脉内侧与同名动脉伴行。在胸廓内动脉的外侧，有时可见副胸廓内动脉，出现率为 8% 左右。血管周围在 1～5 肋间隙前端可见有 2～3 个较小的淋巴结，称胸骨旁淋巴结（parasternal lymph nodes），乳腺癌扩大根治术应予以清扫。

观察膈突入胸腔的情况，右侧在锁骨中线可达第5肋水平，左侧的最高点低于右侧一肋。

（三）探查胸膜腔

1. **探查胸膜配布**　切开胸前壁深面的肋胸膜，将手伸入胸膜腔内，如遇到由于陈旧性胸膜炎造成的不同部位的胸膜粘连，用手指分开。仔细探查胸膜腔，活体肺扩张时，胸膜的壁层和脏层（parietal and visceral layers of pleura）相贴，仅被一薄层胸腔液分隔。正常的胸膜腔是一个潜在性间隙，完整而封闭，呈负压。注意胸膜腔如何伸至颈根部。辨认壁胸膜的不同部分：肋胸膜（costal pleura）、膈胸膜（diaphragmatic pleura）、纵隔胸膜（mediastinal pleura）和胸膜顶（cupula of pleura）。触摸肺根（root of lung），证实其连于纵隔（mediastinum）。肺根处纵隔壁胸膜移行为脏胸膜。肺根下方前后两层胸膜贴在一起，形成皱襞，称肺韧带（pulmonary ligament）。

用手指探查胸膜的反折处，即肋胸膜移行为膈胸膜和纵隔胸膜处。这些反折很锐利，以至于两部分的壁胸膜不仅是延续，而且是呈锐角相接，它们的内面或滑膜面相接触，肺（lung）及表面的脏胸膜不能进入，这些部位成为胸膜隐窝（pleural recesses）。两侧肋胸膜从胸骨后面反折至纵隔，形成肋纵隔隐窝（costomediastinal recesses），在左侧明显，心贴近胸前壁，肋胸膜与纵隔胸膜贴近，使肺不能进入。左、右两侧的肋膈隐窝（costodiaphragmatic recesses）是壁胸膜最下方的结构。此处膈与肋壁很接近，将壁胸膜的肋部和膈部贴近到一起。肋膈隐窝的位置低而深，为胸膜腔伤后积血、积液和积脓的部位，胸膜腔穿刺多在此处进行。

2. **探查胸膜顶**　将手向上伸入胸膜顶，把已翻开的胸壁和锁骨复位，观察胸膜顶前方高出锁骨内侧1/3有2～3 cm。在胸膜顶的表面，覆盖一层筋膜即希氏筋膜（Sibson's fascia），此筋膜为胸内筋膜的延续，增厚构成胸膜顶的被膜，保护肺尖及胸膜顶。

锁骨下动脉（subclavian artery）穿出斜角肌间隙（scalene fissure）绕过胸膜顶的前方。

3. **观察胸膜前界**　将手伸入肋纵隔隐窝，观察胸膜前界。两侧胸膜前界均起自胸锁关节后方，斜向下内至第2胸肋关节水平，左、右接近于正中线，垂直下降达第4肋软骨平面。在此平面以下，两侧前界分开，且不对称：右侧胸膜继续垂直向下，至第6胸肋关节的后方，转折向外下而续为右胸膜下界；左侧胸膜自第4肋软骨水平行向下外方，经第5肋骨中点，在第6肋软骨处续为左侧胸膜下界。

检查左、右胸膜前界之间的上部和下部的无胸膜覆盖区：胸骨角平面以上称上胸膜间区，为脂肪组织和胸腺所充填，成人胸腺多为脂肪所代替；第4肋平面以下称下胸膜间区或心包区，即心包三角，此处心包直接邻贴胸前壁，常为心包穿刺的部位。将翻向下的胸前壁复原，试用一尖镊在标本上体会心包穿刺的安全部位。

4. 观察胸膜下界 将手指伸入肋纵隔隐窝，向外侧伸入肋膈隐窝，观察左、右胸膜下界。两侧均由第 6 肋软骨开始，向外下行至锁骨中线与第 8 肋相交、腋中线处与第 10 肋相交，向后至肩胛线与第 11 肋相交、近后正中线处平对第 12 胸椎棘突。左侧胸膜下界在锁骨中线及腋中线的位置往往比右侧低一肋。

三、解剖肺

（一）观察肺的形态与位置

将壁胸膜切口扩大，观察肺（lung）的形态、分叶。尸体上的肺略有缩小，与活体不完全相符，仅供参考。肺呈半圆锥形，位于纵隔两侧，借肺根和肺韧带与纵隔相连。辨认两侧肺的斜裂（oblique fissure），通常在第 5 肋或第 5 肋间隙位置，前端下降，与肺前缘相交在第 6 肋与肋软骨交界处。右肺的第 2 个裂，水平裂（horizontal fissure）与肺前缘相交处为第 4 肋软骨水平，水平向后延伸，与斜裂相交于腋中线。斜裂将左肺分成上、下叶（superior and inferior lobes），右肺被斜裂和水平裂分成上、中、下叶（superior, middle and inferior lobes）。

肺尖通常在第 1 肋水平以上。右肺下界，在锁骨中线与第 6 肋相交，在腋中线与第 8 肋相交，在肩胛线与第 10 肋相交，近后正中线处平对第 10 胸椎棘突。左肺下界在上述各条线上均较右肺低一个肋。肺的下界较胸膜壁层的下界高出两个肋的距离。

（二）解剖右肺

透过纵隔胸膜，可见在右肺根之前，贴着上腔静脉（superior vena cava）、心包（pericardium）和下腔静脉（inferior vena cava）的膈神经（phrenic nerve）及心包膈血管（pericardiacophrenic vessels），在纵隔胸膜和心包之间下行。观察奇静脉（azygos vein）绕过肺根上方汇入上腔静脉。

去除右肺根前面的胸膜，由浅入深解剖右肺根的结构。由前向后依次为右上肺静脉（right superior pulmonary vein）、右肺动脉（right pulmonary artery）、右主支气管（right principal bronchus）和右下肺静脉（right inferior pulmonary vein）；自上而下，可见右肺上叶支气管（right superior lobe bronchus）、右肺动脉、中间支气管（intermediate bronchus）、右上肺静脉和右下肺静脉。寻找右上肺静脉，追踪至肺门（hilum of lung），可见其附近有若干淋巴结，即肺门淋巴结，也称支气管肺门淋巴结（bronchopulmonary hilar lymph nodes），多呈灰黑色。靠纵隔侧切断右上肺静脉，在其后方找出右肺动脉，动脉的管壁较厚，追踪至肺门。在靠近肺门处切断右肺动脉，在其后方稍高处寻找右主支气管。在右肺根的下部找出右下肺静脉，它的位置较深。切断右主支气管、右下肺静脉、肺根后面的胸膜和肺韧带，取出右肺。

观察右主支气管进入肺门后即分为右肺上叶支气管和中间支气管，中间支气管再分为中、下叶支气管。解剖肺叶支气管入肺叶后分出的数支肺段支气管（segmental bronchi）。每一肺段支气管及其分支的肺组织，构成支气管肺段（bronchopulmonary segment），简称肺段（pulmonary segment）。观察肺段的外形，其尖朝向肺门，底位于肺表面。观察相邻肺段间的段间静脉。辨认右肺 10 个肺段的位置。

（三）解剖左肺

透过纵隔胸膜，可见左肺根前面的膈神经及心包膈血管所形成的血管神经束，在纵隔胸膜和心包之间下行。观察绕过肺根上方的主动脉弓（aortic arch），及从弓的左前面下降至肺根后面的左迷走神经（left vagus nerve）。

去除肺根前面的胸膜，由浅入深解剖左肺根的结构。在左肺门处，由前向后依次为左上肺静脉、左肺动脉、左主支气管和左下肺静脉；自上而下依次为左肺动脉、左主支气管、左上肺静脉和左下肺静脉。寻找左上肺静脉，其后下方有左下肺静脉，可见其周围有若干淋巴结即肺门淋巴结。靠纵隔侧切断左上、下肺静脉，在左肺上静脉的后上方，寻找左肺动脉，动脉管壁较厚，追踪左肺动脉至肺门。在靠近肺门处切断左肺动脉。近肺门处，左肺动脉位于左主支气管的上方，入肺门后转至左主支气管的后方。近肺门处切断支气管及其后方的胸膜和肺根下方的肺韧带，取出左肺。

观察左主支气管进入肺门后即分为左肺上、下叶支气管。解剖肺叶支气管入肺叶后所分出的数支肺段支气管。观察左肺的肺段。

四、解剖肋间后间隙

去除胸后壁的肋胸膜，选择在第 6 肋间隙清理肋间后动、静脉（posterior intercostal arteries and veins）和肋间神经（intercostal nerve），在肋角处清理出肋间后动脉发出的上、下支。

观察在肋角内、外侧，肋间后血管和肋间神经的走行、分支及其与肋骨的关系。在肋角内侧，肋间后血管和肋间神经的走行不恒定，故临床上不宜在肋角内侧实施穿刺，以避免损伤肋间后血管和肋间神经。在肋角外侧，肋间后血管和肋间神经的上支行于肋沟内，其位置排列自上而下为静脉、动脉和神经；肋间后血管和肋间神经的下支行于下位肋骨上缘，其位置排列自上而下为神经、动脉和静脉。因此，胸膜腔穿刺在近肋角处，应在下位肋骨的上缘进行；在肋角外侧，应在肋间隙中部进行。

五、解剖纵隔

（一）观察纵隔的位置和构成

1. 观察纵隔的位置　两肺被切除，两侧纵隔胸膜之间的全部器官、结构和结缔组织的总称为纵隔（mediastinum），范围从上方的胸廓上口到下方膈，从前方的胸骨和肋软骨到后方的 12 个胸椎椎体。胸骨角（sternal angle）与第 4、5 胸椎之间的椎间盘的水平连线，之上称为上纵隔（superior mediastinum），之下称为下纵隔（inferior mediastinum）。下纵隔进一步分成 3 部分：①前纵隔（anterior mediastinum），心包（pericardium）与胸骨（sternum）之间的间隙；②中纵隔（middle mediastinum），包含心包和心脏；③后纵隔（posterior mediastinum），心包之后与下 8 个胸椎之前的部分。通常贯穿纵隔的结构有食管（esophagus）、迷走神经（vagus nerve）、膈神经（phrenic nerve）和胸导管（thoracic duct）等。观察纵隔的脂肪与网状结缔组织。必须记住在活体纵隔的活动度很大，可以很好地适应运动及胸腔容积的变化，如呼吸时气管（trachea）的运动、大血管的搏动及食管容量的变化。

纵隔并非完全处于正中位置，其内的器官在纵隔的左、右面并不对称。

2. 纵隔的左面观　以肺根为中心进行观察，辨认在肺根前面下行的膈神经及心包膈血管所形成的血管神经束和升主动脉；上方为主动脉弓及其分支；后方可见胸主动脉、食管、左迷走神经、左交感干及内脏大神经。由此可见纵隔左侧面为动脉面。

观察食管上、下三角的境界。食管上三角（superior esophageal triangle）由左锁骨下动脉、脊柱前面和主动脉弓上缘围成，内有食管和胸导管。食管下三角（inferior esophageal triangle）由心包、胸主动脉和膈围成，内有食管。

在主动脉弓的左前面，有动脉导管三角（ductus arteriosus triangle），前界为左膈神经，后界为左迷走神经，下界为左肺动脉，三角内有动脉韧带（arterial ligament）、左喉返神经（left recurrent laryngeal nerve）和心浅丛。提起主动脉弓左前面的左迷走神经，清理主动脉弓的凹侧，寻找左迷走神经发出的左喉返神经，勾绕主动脉弓的下方转向后，经气管食管沟上行至颈部。在左喉返神经起始处的前方，寻找由致密结缔组织构成的动脉韧带，为胚胎时期动脉导管闭锁后的遗迹，通常此导管在出生后不久即闭塞，若仍保留，则形成动脉导管未闭畸形，需手术治疗。

3. 纵隔的右面观　以肺根为中心，辨认肺根上方跨过的奇静脉，向前追踪至汇入上腔静脉处。辨认肺根前方贴着上腔静脉、心包和下腔静脉向下走行的膈神经及心包膈血管。肺根后方紧邻奇静脉和右迷走神经，稍加分离可见胸导管。在肺根的下方观察心包及肺韧带。由此可见纵隔右侧面为静脉面。

（二）解剖上纵隔

上纵隔（superior mediastinum）前界是胸骨柄（manubrium sterni），后界是上 4 个胸椎（thoracic vertebrae）。上纵隔由前向后分为 3 层：前层主要有胸腺，左、右头臂静脉和上腔静脉；中层有主动脉弓及其三大分支、膈神经和迷走神经；后层有气管、食管、胸导管和左喉返神经。

（1）辨认胸骨柄后方脂肪组织内胸腺（thymus）的残余。胸腺在出生时占身体比例最大，青春期前不断增大，青春期后开始萎缩，到老年时体积已经很小。胸腺的动脉供应来自胸廓内动脉（internal thoracic arteries）。将胸腺及其周围的结缔组织向上翻起，暴露并清理两侧的头臂静脉（brachiocephalic vein）。两侧的头臂静脉汇合形成上腔静脉（superior vena cava）。奇静脉（azygos vein）弓形向前跨过右肺根的上缘，注入上腔静脉。

（2）辨认主动脉弓及其分支。在左头臂静脉与右头臂静脉汇合处，切断左头臂静脉向上翻起。辨认主动脉弓（aortic arch）及其在胸部的分支。清理主动脉弓，辨认从其上缘发出的 3 条大动脉，头臂干（头臂动脉）（brachiocephalic trunk, brachiocephalic artery）、左颈总动脉（left common carotid artery）和左锁骨下动脉（left subclavian artery）。主动脉弓是升主动脉（ascending aorta）的延续，位于胸骨柄的后方，向上向后走行，到达气管的左前方，然后在气管左侧下行，在胸骨角平面延续为降主动脉（descending aorta）。头臂干向上走行，至气管右侧，右胸锁关节的后方，分为右锁骨下动脉（right subclavian artery）和右颈总动脉（right common carotid artery）。左颈总动脉在头臂干左侧，从主动脉弓发出，向上走行至气管左侧，在左胸锁关节后方进入颈部。左锁骨下动脉在左颈总动脉后方，从主动脉弓发出，沿气管和食管左侧向上走行，进入颈根部。

（3）辨认左、右膈神经（phrenic nerves）。追踪下行进入胸腔的右侧膈神经，在右头臂静脉和上腔静脉右侧走行，经过右肺根的前面，沿心包右侧下行，然后在下腔静脉右侧下行至膈。它的终末支供应膈右侧半的肌肉，并分布于膈下面腹膜的中央部。追踪下行进入胸腔的左侧膈神经，在左锁骨下动脉的左侧走行。追踪左侧膈神经跨过主动脉弓左侧，注意此处它跨过左迷走神经的左侧。左膈神经经过左肺根的前方，在心包的左侧面下行，到达膈，终末支供应膈左侧半的肌肉和下面腹膜的中央部。

（4）辨认左、右迷走神经（vagus nerves）。追踪下行进入胸腔的右侧迷走神经，开始位于头臂干的后外侧，然后位于气管的外侧，奇静脉末段的内侧，经过右肺根的后方，并参与形成肺丛（pulmonary plexus）。离开肺丛，右迷走神经经过食管后面，伴随食管在后纵隔走行。追踪在左颈总动脉和左锁骨下动脉之间下降进入胸腔的左侧迷走神经，跨过主动脉弓的左侧，左膈神经跨过左迷走神经。左迷走神经转向后，经左肺根的后方，并参与形成肺丛。离开肺丛，左迷走神经经过食管前面，伴随食管在后纵隔走行。

（5）辨认动脉韧带（ligamentum arteriosum），连接肺动脉干分叉处（bifurcation of pulmonary trunk）与主动脉弓（aortic arch）下面凹侧的纤维索。动脉韧带是胚胎时期动脉导管（ductus arteriosum）的残留。去除动脉韧带周围的结缔组织，辨认左喉返神经（recurrent laryngeal nerve），位于动脉韧带的外侧，是左迷走神经的重要分支。左喉返神经勾绕动脉韧带的下缘反折向上，在气管和食管之间到达喉（larynx）。

（6）辨认心丛。心丛（cardiac plexus）分为相互连接的小的浅丛（superficial plexus）和大的深丛（deep plexus）。浅丛较好辨认，为埋在主动脉弓下方和左肺动脉前方筋膜内的丝状神经，由迷走神经和交感干（sympathetic trunks）的心支构成。心深丛具有类似的结构，位于主动脉弓后方和气管分叉处的前方，接受迷走神经和交感干的心支。

（7）辨认肺动脉干和气管。从心包分离主动脉降部，将主动脉弓翻向上向左，暴露气管的下部和肺动脉干的分叉。气管（trachea）在胸骨角水平的气管隆嵴（carina of trachea）处分为左、右主支气管（left and right main bronchi）。右主支气管较左侧更宽，更短，更为垂直。每侧支气管向下向外走行，进入到相应的肺根。辨认气管分叉处沿管壁排列的气管支气管淋巴结（tracheobronchial lymph nodes）。由于吸入肺内的黑色碳颗粒的存在，淋巴结呈黑色，容易辨认。检查肺动脉干（pulmonary trunk），它的末端在主动脉凹侧分成左、右肺动脉（left and right pulmonary arteries）。右肺动脉走向升主动脉和上腔静脉的右后方，进入右肺根。左肺动脉走向降主动脉的左前方，进入左肺根。

（三）解剖前纵隔

前纵隔（anterior mediastinum）很小，位于心包前壁与胸骨体之间。暴露前纵隔和上纵隔疏松结缔组织内胸腺（thymus）的残余。

（四）解剖中纵隔

中纵隔（middle mediastinum）由心包（pericardium）和附近的膈神经（phrenic nerve）、心脏和进出心脏的大血管根部构成。

1. **解剖心包**　心包是包裹心脏和大血管根部的双层囊，外层称为纤维心包，内层称为浆膜心包。

外层的纤维心包（fibrous pericardium）颜色深，向下牢固地附着于膈的中心腱，向上与大血管外层相融合，如主动脉、肺动脉干、上腔静脉和肺静脉。

内层的浆膜心包（serous pericardium）有光泽，分成壁层（parietal layer）和脏层（visceral layer）。浆膜心包的壁层贴敷于纤维心包，在大血管根部反折延续为浆膜心包的脏层。脏层与心脏紧密相贴，通常被称为心外膜（epicardium）。

壁层与脏层之间的间隙称为心包腔（pericardial cavity）。正常情况下，心包腔含有少量的液体，在心脏搏动时起润滑作用。以倒 T 形切口打开心包，清理心包腔。注意外层颜色深的纤维心包和内层有光泽的浆膜心包，且浆膜心包的脏层是反折至心脏并紧密包裹心脏的部分。探查心包腔的内部，用手指插入心包横窦（transverse pericardial sinus），即浆膜心包在上腔静脉和升主动脉之间形成的管道。抬起心尖，将手指伸到心脏后方向上至心包斜窦（oblique pericardial sinus），这个末端闭合的浆膜窦，右侧界为下腔静脉和两条右肺静脉，左侧界为两条左肺静脉。

2. **解剖心**

（1）解剖心的表层结构：原位观察心脏（heart），前面由右心房（right atrium）、右心室（right ventricle）和左心室的前壁构成。心的右侧缘由右心房构成，左侧缘由左心室和左心耳（left auricle）构成，下缘由右心房、右心室和左心室构成。

切断进出心脏的大血管，将心脏取出，保留完整的心包。首先切断升主动脉和肺动脉干，再切断下腔静脉，注意勿损伤右心房及心包囊。切断上腔静脉，将心尖举向前上方。小心切断两条右肺静脉和两条左肺静脉，勿损伤左心房。切断分隔心包横窦与心包斜窦的浆膜心包的两层。心脏被游离，可从心包囊中取出。

小心去除浆膜心包的脏层，即心外膜，暴露位于心脏房室沟和室间沟内的冠状动脉和心静脉。房室沟（atrioventricular groove）环绕心脏，分隔心房与心室。室间沟（interventricular groove）有前、后室间沟，分别在心脏的前面和后面分隔左、右心室。冠状动脉（coronary arteries）埋在上述沟的脂肪内，辨认其起始、走行和分布。冠状动脉起自升主动脉（ascending aorta），经肺动脉干两侧向前走行。右冠状动脉在心脏前面右心房和右心室之间下行，终末支为后室间支（posterior interventricular branch），朝向心尖走行。在肺动脉干和左心耳之间追踪左冠状动脉，它进入房室沟，绕心左缘走行，末端与右冠状动脉吻合。左冠状动脉发出大的分支前室间动脉（anterior interventricular artery），在前室间沟内向下朝心尖走行，绕过心尖，与右冠状动脉吻合。心壁的血液大部分经冠状窦（coronary sinus）引流至右心房。在房室沟的后部辨认冠状窦，它在下腔静脉左侧开口于右心房。辨认汇入冠状窦的心大静脉（great cardiac vein）、心中静脉（middle cardiac vein）和心小静脉（small cardiac vein）。其余的静脉血经心前静脉（anterior cardiac vein）回流至右心房。心前静脉在右心室前面走行，开口于心房。其他许多小的静脉直接开口于心腔。

（2）解剖右心房：在房室沟右侧，与其平行，剪开右心房（right atrium）。切口的上、下端分别向右，朝向上腔静脉和下腔静脉剪开。去除血凝块，清理内腔，辨认以下结构：

1）界嵴（crista terminalis）：纵形的隆起，分隔光滑的心房后壁与粗糙的心房前壁。心房前壁由于具有大量肌纤维，包括从界嵴至右心耳的梳状肌（pectinate muscles），较粗糙。

2）心房光滑的后部，接受上腔静脉（superior vena cava）、下腔静脉（inferior vena cava）和冠状窦（coronary sinus）。注意上腔静脉没有瓣膜，下腔静脉和冠状窦有瓣膜引导回流。

3）大的房室口（atrioventricular orifice）有三尖瓣（tricuspid valve）管理。

4）卵圆窝（fossa ovalis）。

5）右心耳（right auricle）。

（3）解剖右心室：自肺动脉干至心室下缘，做一垂直切口，打开右心室（right ventricle）。在肺动脉瓣（pulmonary valves）下方做一短的横切口，在右心室下缘做另一横切口，在房室沟左侧做一垂直切口，连接这些切口，可去除右心室前壁。去除血凝块，清理内腔，辨认以下结构：

1）横切面上由于隔侧壁的凸出，右心室腔呈新月形。

2）房室口很大，正常状态可容纳 3 个手指尖。房室口（atrioventricular orifice）有三尖瓣（tricuspid valve）管理，辨认前尖（anterior cusp）、隔侧尖（septal cusp）和下（后）尖（inferior, or posterior, cusp）。三尖瓣的边缘和室侧面通过腱性的条索，腱索（chordae tendineae）连于乳头肌（papillary muscles）。

3）肺动脉瓣（pulmonary valves）管理肺动脉干（pulmonary trunk）的入口，由3个半月形的尖瓣构成，一个位于后方，两个位于前方。瓣膜的口向上方打开。

4）右心室位于肺动脉瓣口下方的锥形部分，称为漏斗（infundibulum），或动脉圆锥（conus arteriosus）。

5）右心室壁上不规则肌束向腔内突出，称肉柱（trabeculae carneae）。一些小的锥形突起称乳头肌（papillary muscles），有腱索附着。节制索（moderator band），又称隔缘肉柱（septomarginal trabecula），是从隔侧壁到前壁跨过室腔的肌肉条索，含有心传导系统（conducting system of heart）房室束（atrioventricular bundle）的右束支。

（4）解剖左心房：在肺静脉之间做环形切口打开左心房（left atrium）。去除血凝块，观察心房内腔，辨认以下结构：

1）左心房内面是光滑的，但左心耳（left auricle）内有小的梳状肌（musculi pectinati）。注意左心房壁比右心房壁厚。

2）肺静脉（pulmonary veins），一侧肺有两条，开口于左心房后壁，无瓣膜。

3）左房室口（left atrioventricular orifice）有二尖瓣（mitral valve）管理。

4）隔侧壁上有卵圆形的区域，对应右心房的卵圆窝（fossa ovalis）。

5）左心耳（left auricle）。

（5）解剖左心室：做一纵行切口打开左心室（left ventricle），在前室间沟左侧从升主动脉至心室下缘。去除血凝块，如果需要可扩大开口清洗内腔。辨认以下结构：

1）左心室呈锥形，尖形成心尖。横切面上，腔呈环形，左心室壁是右心室壁的3倍厚。

2）房室口可容纳两个手指尖。房室口（atrioventricular orifice）有二尖瓣（mitral valve）管理，辨认前尖（anterior cusp）和后尖（posterior cusp）。二尖瓣的边缘和室侧面通过腱索（chordae tendineae）连于乳头肌（papillary muscles）。

3）主动脉瓣（aortic valve）管理升主动脉（ascending aorta）的入口，由3个半月形的尖瓣构成，一个位于前壁，两个位于后壁。每一个尖瓣的后面，主动脉壁膨出形成主动脉窦（aortic sinus）。右冠状动脉（right coronary artery）发自前主动脉窦（anterior aortic sinus），左冠状动脉（left coronary artery）发自左后窦（left posterior sinus）。

4）主动脉口（aortic orifice）下方的左心室壁上部相对光滑，称为主动脉前庭（aortic vestibule）。

5）室间隔（interventricular septum）在左心室侧是凹陷的。室间隔大部分是肌性的，但其上后部是纤维性的，厚度不超过1 mm，称为室间隔膜部（membranous part of the septum）。

6）左心室有发达的肉柱（trabeculae carneae）和两组乳头肌（papillary muscles），但没有节制索（moderator band）。

（6）解剖心的传导系统：心传导系统（conducing system of heart）的组成包括窦房结、房室结、His 房室束和它的左右支。虽然这些结构很难被看到和清晰地剥离出来，但应该了解它们的大概位置。

1）窦房结（sinoatrial node）位于右心房界嵴（crista terminalis）的上端，上腔静脉口（opening of superior vena cava）右侧的前面；

2）房室结（atrioventricular node）位于房间隔（interatrial septum）的后下部，冠状窦口（opening of coronary sinus）的上方；

3）His 房室束（atrioventricular bundle of His）从房室结延伸至室间隔肌性部的上部，分成左、右束支；

4）右束支（right crus）走向节制索（moderator band）的隔侧端；

5）左束支（left crus）在室间隔膜部和肌部之间穿过，在室间隔左侧面下降至后乳头肌。

（五）解剖后纵隔

后纵隔（posterior mediastinum）位于心包后壁与下部胸椎之间，胸骨角平面以下，膈以上。

1. **解剖食管**　去除心包斜窦后面、食管和胸主动脉前面的心包壁，检查和清理食管（esophagus）。食管位于脊柱前方，紧贴气管后方，食管左缘稍突出于气管左侧。食管是塌瘪的管道，在左主支气管后方进入后纵隔。食管在左心房后面下降，二者之间以心包分隔，下降至膈后部的左后方，胸主动脉的前方。

2. **解剖迷走神经**　再次辨认分别出现在左、右肺根后方的左、右迷走神经（vagus nerves）。左迷走神经在胸主动脉前方下行，达食管前面，发出分支参与形成食管丛（esophageal plexus）的前部。右迷走神经沿奇静脉弓的内侧下行，到达食管后面，发出分支参与形成食管丛的后部。膈上方食管丛的神经束重新聚集形成迷走神经的左、右干（right and left vagal trunks）。在膈的食管裂孔处，左迷走神经位于食管前方，右迷走神经位于食管后方。

3. **解剖胸主动脉**　用刀柄轻轻分离食管与脊柱和胸主动脉，寻认沿它们周围排列的淋巴结，即纵隔后淋巴结。清理胸主动脉，辨认分布至下 9 个肋间隙的成对的肋间后动脉（posterior intercostal arteries）。

从主动脉前面发出支气管动脉（bronchial arteries）和很多小的食管支（esophageal branches）和纵隔支（mediastinal branches）。

4. **解剖胸导管及胸后壁静脉**　将食管推向左侧，显露奇静脉（azygos vein），向下追踪至膈，可见奇静脉由右腰升静脉和右肋下静脉汇合而成，经膈右脚进入后纵隔，在胸主动脉右侧上行，收集右侧肋间后静脉的血液，至第 4 胸椎高度绕右肺根的后上方，注入上腔静脉。

将食管推向右侧，寻找接受肋间后静脉的半奇静脉（hemiazygos vein）和副半奇静脉（accessory hemiazygos vein）。半奇静脉由左腰升静脉和左肋下静脉汇合而成，收集左侧下部肋间后静脉和副半奇静脉的血液，向右越过脊柱，注入奇静脉。副半奇静脉由左侧上部肋间后静脉汇合而成，沿胸椎左侧下行，注入半奇静脉。

在食管后方的奇静脉与胸主动脉之间细心寻认壁薄、管径不均、呈念珠状的胸导管（thoracic duct）。胸导管是非常重要的淋巴导管，呈灰白色，壁很薄，通过膈的主动脉裂孔（aortic opening）进入胸腔，在食管的后面、椎体前方的奇静脉与胸主动脉之间上行，到达上纵隔弯向左侧，汇入左锁骨下静脉（left subclavian vein）和左颈内静脉（left internal jugular vein）的夹角。

5. **解剖交感干**   注意交感干（sympathetic trunk）位于肺的后面，并不位于纵隔胸膜（mediastinal pleurae）之间，因此，实际上交感干不属于纵隔（mediastinum）的任何一部分。但它的一些分支，即内脏神经（splanchnic nerves），向内向前走行，成为后纵隔的一部分。清理并观察交感干，其在第 1 肋的肋头前方进入胸腔，下行过程中稍向前，位于椎体的外侧。交感干在第 12 胸椎体旁、膈的内侧弓状韧带（medial arcuate ligament）后方离开胸腔。胸交感干有 10～12 个阶段排列的神经节，通过白交通支和灰交通支（white and gray ramus）与相应的脊神经（spinal nerve）相连。第 1 胸神经节（first thoracic ganglion）通常与颈下神经节（inferior cervical ganglion）融合形成星状神经节（stellate ganglion）。

辨认内脏大神经（greater splanchnic nerve），发自第 5 至第 9 胸交感神经节（thoracic sympathetic ganglia），终于腹腔神经节（celiac ganglia）。内脏小神经（lesser splanchnic nerve），发自第 10 至第 11 胸交感神经节，终于肠系膜上神经节（superior mesenteric ganglia）。内脏最小神经（least splanchnic nerve），发自第 12 胸交感神经节，终于主动脉肾神经节（aorticorenal ganglia）。它们向前向下走行进入后纵隔，穿过膈脚进入腹腔。

复习要点

1．肋间肌的位置和功能。

2．肋间隙内血管和神经的排列与走行。

3．胸廓内动脉的走行与分支。

4．胸膜的配布，其前界及下界的位置。

5．肺的形态，左、右肺根的结构。

6．纵隔的位置与分布，左面观和右面观的结构。

7．主动脉弓的分支及走行。

8．左、右膈神经的走行。

9．左、右迷走神经的走行。左、右喉返神经的走行差异。

10．心包的结构，心包横窦与心包斜窦的位置。

11．心表面各腔室的界限，各沟内走行的血管。

12．各心腔的内部结构。

13．心传导系统的结构。

14．奇静脉、半奇静脉、副半奇静脉的走行。

15．胸导管的走行和注入部位。

16．交感干，内脏大、小神经及相连的神经节。

纵隔（图 11-2 和图 11-3）

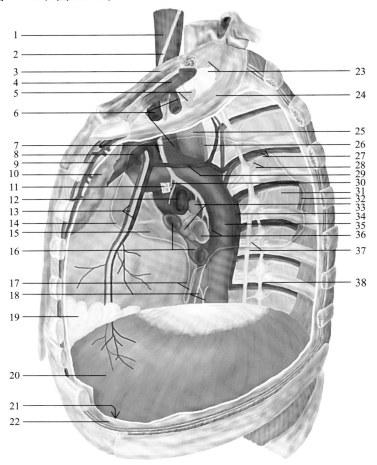

图 11-2 纵隔（左侧面观）[mediastinum（left lateral view）]

1．前斜角肌（anterior scalene muscle）；2．膈神经（phrenic nerve）；3．锁骨（clavicle）；4．锁骨下肌（subclavius muscle）；

5．臂丛（brachial plexus）；6．左锁骨下动脉和静脉（left subclavian artery and vein）；7．左迷走神经（left vagus nerve（Ⅹ））；

　　8．左头臂静脉（left brachiocephalic vein）；9．左胸廓内动脉（left internal thoracic artery）；10．胸腺（thymus）；

11．动脉韧带（ligamentum arteriosum）；12．左肺动脉（left pulmonary artery）；13．左膈神经和心包膈动静脉（left phrenic

　　nerve and pericardiacophrenic artery and vein）；14．纵隔胸膜（切缘）[mediastinal part of parietal pleura（cut edge）]；

15．纤维心包（fibrous pericardium）；16．左肺静脉（left pulmonary veins）；17．肺韧带（切除）[pulmonary ligament（cut）]；

　　　　18．食管和食管丛（esophagus and esophageal plexus）19．脂肪垫（fat pad）；20．膈（Diaphragm）；

21．胸膜腔的肋膈隐窝（costodiaphragmatic recess of pleural cavity）；22．肋胸膜（切缘）[costal part of parietal pleura（cut edge）]；

23．胸膜顶和胸膜上膜 [cervical（cupula of）parietal pleura and suprapleural membrane（Sibson's fascia）]；24．第一肋（1st rib）；

　　25．食管（esophagus）；26．胸导管（thoracic duct）；27．肋间后动静脉和肋间神经（posterior intercostal artery and vein

and intercostal nerve）；28．灰、白交通支（gray and white rami communicantes）；29．左肋间上静脉（left superior intercostal

vein）；30．左喉返神经（left recurrent laryngeal nerve）；31．肋间外肌深面的肋间内膜（internal intercostal membrane deep to

external intercostal muscle）；32．肋间最内肌（intercostales intimi muscle）；33．支气管肺（门）淋巴结 [bronchopulmonary

（hilar）lymph nodes]；34．副半奇静脉（accessory hemiazygos vein）；35．胸主动脉（thoracic aorta）；36．左主支气管和支气

管动脉（left main bronchus and bronchial artery）；37．内脏大神经（greater splanchnic nerve）；38．交感干（sympathetic trunk）

（滕雅群 刘津平）

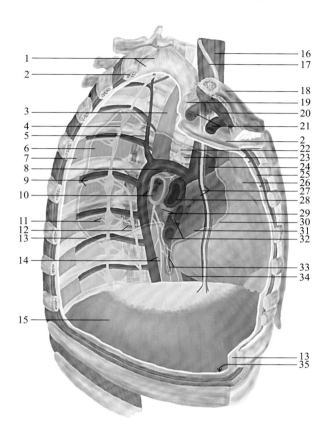

图 11-3　纵隔（右侧面观）[mediastinum（right lateral view）]

1．胸膜顶和胸膜上膜 [cervical（cupula of）parietal pleura and suprapleural membrane（Sibson's fascia）]；2．第一肋（1st rib）；
3．食管（esophagus）；4．交感干（sympathetic trunk）；5．右肋间上静脉（right superior intercostal vein）；6．肋间外肌深面的肋间内膜（internal intercostal membrane deep to external intercostal muscle）；7．肋间最内肌（intercostales intimi muscle）；
8．奇静脉弓（arch of azygos vein）；9．肋间后动静脉和肋间神经（posterior intercostal artery and vein and intercostal nerve）；
10．右主支气管和支气管动脉（right main bronchus and bronchial artery）；11．灰、白交通支（gray and white rami communicantes）；
12．内脏大神经（greater splanchnic nerve）；13．肋胸膜（切缘）[costal part of parietal pleura（cut edge）]；
14．食管和食管丛（esophagus and esophageal plexus）；15．膈（diaphragm）；16．前斜角肌（anterior scalene muscle）；
17．膈神经（phrenic nerve）；18．锁骨（clavicle）；19．臂丛（brachial plexus）；20．锁骨下肌（subclavius muscle）；
21．右锁骨下动脉和静脉（right subclavian artery and vein）；22．右迷走神经 [right vagus nerve（X）]；23．气管（trachea）；
24．上腔静脉（superior vena cava）；25．右胸廓内动脉（right internal thoracic artery）；26．胸腺（thymus）；
27．右膈神经和心包膈动静脉（right phrenic nerve and pericardiacophrenic artery and vein）；
28．右肺动脉（right pulmonary artery）；29．支气管肺（门）淋巴结 [bronchopulmonary（hilar）lymph nodes]；
30．纵隔胸膜（切缘）[mediastinal part of parietal pleura（cut edge）]；31．纤维心包（fibrous pericardium）；
32．右肺静脉（right pulmonary veins）；33．肺韧带（切除）[pulmonary ligament（cut）]；
34．下腔静脉（inferior vena cava）；35．胸膜腔的肋膈隐窝（costodiaphragmatic recess of pleural cavity）

（滕雅群　刘津平）

实验十二：颈部

一、尸位及体表标志

尸体仰卧位，肩部垫高使头部后仰。辨认下颌骨下缘、下颌角（angle of mandible）、乳突（mastoid process）、舌骨（hyoid bone）、甲状软骨（thyroid cartilage）、喉结（laryngeal prominence）、胸骨颈静脉切迹（jugular notch）、锁骨（clavicle）和肩峰（acromion）等体表标志。

二、皮肤切口

见图 12-1。

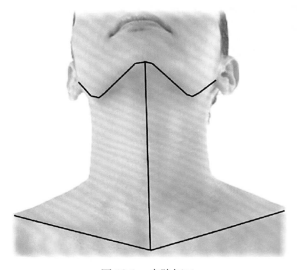

图 12-1　皮肤切口

（1）自下颌骨下缘颏部中点，向下沿颈前正中线做纵行切口，至胸骨颈静脉切迹中点；

（2）自下颌骨下缘颏部中点起，沿下颌骨下缘至乳突根部；

（3）自颈静脉切迹中点起，沿锁骨至肩峰。

剥离皮片翻向两侧。颈部皮肤较薄，切口要浅，以免损伤深部结构。

三、解剖操作

颈部通常指位于两侧斜方肌（trapezius muscle）前缘之间和脊柱颈段前方的部分，以胸锁乳突肌（sternocleidomastoid muscle）前、后缘为界，分为颈前区（anterior region of neck）、胸锁乳突肌区（sternocleidomastoid region）和颈外侧区（lateral region of neck）。

（一）解剖浅筋膜内的结构

1. 解剖颈阔肌 观察颈阔肌（platysma）的起止和纤维走向。起自胸大肌和三角肌筋膜，越过锁骨斜向外上方，止于下颌骨体下缘和腮腺咬肌筋膜。清除其表面的筋膜，沿锁骨将颈阔肌切断，向上翻起至下颌骨下缘。注意保留其深面的皮神经和浅静脉。

2. 解剖浅静脉 颈部浅静脉无动脉伴行，主要有颈前静脉（anterior jugular vein）和颈外静脉（external jugular vein），它们的位置、形态变异很大。

颈前静脉在颈前正中线两侧下行，追踪颈前静脉至胸锁乳突肌下部，穿入深筋膜汇入颈外静脉。左、右颈前静脉在胸骨上间隙有吻合支，称颈静脉弓（jugular venous arch）。清理颈前静脉附近的颈前浅淋巴结（superficial anterior cervical lymph nodes）。

在下颌角后下方和胸锁乳突肌表面解剖出颈外静脉，追踪至锁骨上方穿入深筋膜处。清理颈外静脉附近的颈外侧浅淋巴结（superficial lateral cervical lymph nodes）。

3. 解剖浅筋膜内的神经 在胸锁乳突肌后缘中点附近，解剖浅出的颈丛皮支（cutaneous branches of cervical plexus）：沿胸锁乳突肌后缘向后上至枕部的枕小神经（lesser occipital nerve）；向上沿胸锁乳突肌表面至耳郭附近的耳大神经（great auricular nerve）；向前跨过胸锁乳突肌表面至颈前的颈横神经（transverse cervical nerve）；向外下方分为3支分布于颈外侧及胸、肩部的锁骨上神经（supraclavicular nerves）。

在颈阔肌深面寻找支配该肌的面神经颈支（cervical branch of facial nerve）。

（二）解剖颈前区

颈前区（anterior region of neck）的内侧界为颈前正中线，上界为下颌骨下缘，外侧界为胸锁乳突肌前缘。以舌骨为标志分为舌骨上区和舌骨下区：舌骨上区包括颏下三角和左、右侧的下颌下三角；舌骨下区包括颈动脉三角和肌三角。

清除浅筋膜，暴露颈深筋膜浅层，即封套筋膜（investing fascia）。该筋膜包裹胸锁乳突肌、斜方肌和下颌下腺，并形成筋膜鞘。观察封套筋膜，自颈静脉切迹中点向上纵行切开该筋膜，暴露胸骨上间隙，解剖出连接左、右颈前静脉的颈静脉弓。

1. **解剖下颌下三角**　下颌下三角（submandibular triangle），又称二腹肌三角（digastric triangle），由下颌骨下缘和二腹肌前、后腹构成的三角形区域，内有下颌下腺、血管、神经和淋巴结等。此三角浅面有皮肤、浅筋膜、颈阔肌和颈筋膜浅层，深面为下颌舌骨肌、舌骨舌肌和咽缩肌。

沿下颌骨切开深筋膜，翻向下，暴露下颌下腺（submandibular gland），清理附近的下颌下淋巴结（submandibular lymph nodes），在该腺体表面剥离出面静脉（facial vein）。游离下颌下腺，并显露二腹肌（digastric muscle）前、后腹。在下颌下腺与下颌骨之间寻找、追踪面动脉（facial artery），起自舌动脉（lingual artery）起点稍上的颈外动脉（external carotid artery），经二腹肌深面进入下颌下三角，位于下颌下腺深面或穿过腺体，绕下颌骨下缘至面部。在下颌骨下缘，寻找面动脉的颏下支，即颏下动脉（submental artery），向前追踪，将下颌下腺推到旁边，去除脂肪和淋巴结。

将下颌下腺翻向后上，紧贴下颌骨切断二腹肌前腹，翻向下外方。清理深面的下颌舌骨肌（mylohyoid muscle），在该肌表面寻找与颏下动脉伴行的下颌舌骨肌神经（mylohyoid nerve），支配下颌舌骨肌和二腹肌前腹。

将下颌下腺推向外侧，暴露二腹肌的中间腱，其附着于舌骨，茎突舌骨肌（stylohyoid muscle）围绕中间腱，位于二腹肌后腹的上面。

沿正中线及舌骨体切断下颌舌骨肌的附着点，翻向上方，显露舌骨舌肌（hyoglossus）。在下颌下腺深部前缘和舌骨舌肌表面，寻找下颌下腺管（submandibular duct）和舌神经（lingual nerve），并寻找舌神经下方相连的下颌下神经节（submandibular ganglion）。在下颌舌骨肌和舌骨舌肌之间寻找舌下神经（hyoglossal nerve）。在舌骨大角上方与舌下神经之间，寻找舌动脉（lingual artery），追踪其入舌骨舌肌深面。

去除口腔底和下颌骨的黏膜，在下颌骨体内侧面寻找舌下腺（sublingual gland）。分离下颌舌骨肌与深面的颏舌骨肌（geniohyoid muscle）。分离颏舌骨肌与颏舌肌（genioglossus muscle），注意颏舌肌的纤维起自下颌骨后面的颏棘（mental spine），肌纤维呈辐射状，止于舌正中线两侧。

2. **解剖颏下三角**　颏下三角（submental triangle）位于左、右二腹肌前腹与舌骨体上缘之间。清除颏下的颈深筋膜浅层，寻找并清理颏下淋巴结（submental lymph nodes），1～3个。颏下三角深面为两侧的下颌舌骨肌及其筋膜。

3. **解剖舌骨上肌群**　清理舌骨上肌群（suprahyoid muscles）。清理二腹肌（digastric muscle），前腹起自下颌骨二腹肌窝，后腹起自乳突，以中间腱连于舌骨。在二腹肌前腹的深面是下颌舌骨肌（mylohyoid muscle），起自下颌骨的下颌舌骨肌线，止于舌骨。在二腹肌后腹的上方寻找起自茎突止于舌骨的茎突舌骨肌（stylohyoid muscle）。颏舌骨肌（geniohyoid muscle）位于下颌舌骨肌深面，起自下颌骨颏棘，止于舌骨。

4. **解剖胸锁乳突肌**　去除颈深筋膜浅层，显露胸锁乳突肌（sternocleidomastoid

muscle），起自胸骨柄的前面和锁骨的胸骨端，止于颞骨乳突。在胸骨和锁骨上的起点处切断，翻向后上方，寻找在其上 1/3 深面进入的副神经（accessory nerve）及颈外动脉（external carotid artery）的分支。副神经继续走向后下，进入颈外侧区。

5. **解剖舌骨下肌群**　清理舌骨下肌群（infrahyoid muscles）。胸骨舌骨肌（sternohyoid muscle）位于正中线的两侧，其外侧有肩胛舌骨肌（omohyoid muscle）。在胸骨柄上缘处切断胸骨舌骨肌，翻向上方；清理其深面的胸骨甲状肌（sternothyroid muscle）和甲状舌骨肌（thyrohyoid muscles）。

6. **解剖颈动脉三角**　颈动脉三角（carotid triangle）由胸锁乳突肌上部前缘、二腹肌后腹和肩胛舌骨肌上腹围成，内有颈总动脉及其分支、颈内静脉及其属支、舌下神经及其降支、迷走神经及其分支、膈神经和颈深淋巴结等。

（1）解剖颈动脉鞘：清理颈外侧深淋巴结（deep lateral cervical lymph node），显露颈动脉鞘（carotid sheath）。颈动脉鞘由颈筋膜中层包绕颈总动脉、颈内动脉、颈内静脉和迷走神经而形成，上起自颅底，下续纵隔。

辨认颈动脉鞘前壁的颈袢（ansa cervicalis），均平环状软骨弓水平，向上追踪来自舌下神经的颈袢上根，向下追踪来自第 2、3 颈神经的颈袢下根。

纵行切开颈动脉鞘，暴露颈总动脉（common carotid artery），并向上追踪至甲状软骨（thyroid cartilage）上缘处分为颈内动脉（internal carotid artery）和颈外动脉（external carotid artery）。颈外动脉由颈内动脉前内侧转至外侧。在颈总动脉分叉处，观察颈总动脉末端和颈内动脉始部管壁膨大形成的颈动脉窦（carotid sinus）；在分叉处后方，寻找颈动脉小球（carotid glomus）。

在颈总动脉及颈内动脉的外侧寻找颈内静脉（internal jugular vein）。分离颈内静脉的属支面静脉（facial vein）、舌静脉（lingual vein）、甲状腺上静脉（superior thyroid vein）和甲状腺中静脉（middle thyroid vein）。

在颈总动脉与颈内静脉之间的后方分离迷走神经（vagus nerve），沿迷走神经前方仔细观察，找出迷走神经的心支。

（2）解剖颈外动脉的分支：清理颈外动脉（external carotid artery）及其分支。起始处，颈外动脉位于颈内动脉的前方，在颈部上升，稍向后方倾斜，逐渐位于颈内动脉的外侧，被二腹肌后腹所覆盖。

1）颈外动脉的第 1 个分支通常是咽升动脉（ascending pharyngeal artery）。这是一支小血管，从颈外动脉的内面发出，在咽壁的深部上行。

2）甲状腺上动脉（superior thyroid artery）在颈外动脉起始处稍上方发出，向前内侧走行，然后向下，在肩胛舌骨肌的覆盖下，最终到达甲状腺（thyroid gland）。它发出喉上支（superior laryngeal branch）或喉支，向前穿过甲状舌骨膜（thyrohyoid membrane），与喉内神经（internal laryngeal nerve）伴行进入喉（larynx）。

3）舌动脉（lingual artery）在舌骨大角水平发出，向前走行，稍向上弯曲，在舌骨舌肌覆盖下进入口腔底。

　　4）面动脉（facial artery）在舌动脉稍上方发出，偶尔与舌动脉共干，向前向上走行，经二腹肌深面进入下颌下三角。

　　5）枕动脉（occipital artery），在二腹肌下缘附近，从颈外动脉后面发出，向后向上走行，跨过颈内静脉。

　　（3）解剖舌下神经：清理二腹肌后腹，在其下方颈内、外动脉的浅面寻找横行的舌下神经（hypoglossal nerve）。舌下神经经二腹肌后腹深面进入下颌下三角。

　　7. 解剖肌三角　肌三角（muscular triangle）由颈前正中线、胸锁乳突肌下部前缘和肩胛舌骨肌上腹围成，内有舌骨下肌群、甲状腺、甲状旁腺、气管颈部和食管颈部等。

　　（1）解剖甲状腺：将胸骨舌骨肌翻向上，在胸骨甲状肌的下端切断，翻向上方，可见气管前筋膜（pretracheal fascia）包裹甲状腺形成甲状腺鞘（sheath of thyroid gland），又称甲状腺假被膜。甲状腺真被膜为其自身的外膜，称纤维囊。

　　观察甲状腺（thyroid gland）呈 H 形，由左、右侧叶和两者之间的甲状腺峡构成。两侧叶位于后下部和气管颈部的前外侧，上平甲状软骨中点，下至第 6 气管软骨；甲状腺峡位于第 2～4 气管软骨前方。观察甲状腺峡的上方是否有锥状叶存在。

　　在甲状腺侧叶上极附近，寻找甲状腺上动脉（superior thyroid artery），多起自颈外动脉起始部；甲状腺上静脉（superior thyroid vein），与同名动脉伴行，汇入颈内静脉。在甲状腺上动脉后方，寻找与其伴行的喉上神经外支，即喉外神经（external laryngeal nerve），走向环甲肌。喉上神经（superior laryngeal nerve）是迷走神经的分支，在颈内动脉和咽侧壁之间下行，在舌骨大角处分为内、外两支。在舌骨大角与甲状软骨之间，寻找出喉上动脉（superior laryngeal artery）及与其伴行的喉上神经内支，即喉内神经（internal laryngeal nerve），追踪至穿入甲状舌骨膜处。

　　在甲状腺侧叶外侧缘中部，寻找甲状腺中静脉（middle thyroid vein），追踪至颈内静脉。

　　将甲状腺侧叶翻向内侧，在甲状腺下极附近寻找甲状腺下动脉（inferior thyroid artery），多起自锁骨下动脉的甲状颈干（thyrocervical trunk），自甲状腺侧叶后面进入。在环甲关节后方，食管与气管颈部之间的沟内，寻找喉返神经（recurrent laryngeal nerve）。喉返神经是迷走神经的分支，左侧勾绕主动脉弓，右侧勾绕右锁骨下动脉，沿气管与食管之间的沟上行，至咽下缩肌下缘，称喉下神经（inferior laryngeal nerve）。喉返神经在甲状腺下极后方与甲状腺下动脉交叉：左喉返神经行程较长，位置较深，多位于甲状腺下动脉的后方；右喉返神经行程较短，位置较浅，多位于甲状腺下动脉的前方。

　　在甲状腺峡下方的气管前间隙（pretracheal space）内，探查是否有甲状腺最下动脉（thyroid ima artery）存在。甲状腺最下动脉出现率约为 10%，可起自头臂干、主动脉弓或右颈总动脉等。观察甲状腺下静脉（inferior thyroid vein）互相吻合形成的甲状腺奇静脉丛（unpaired thyroid venous plexus），向下汇入头臂静脉（brachiocephalic vein）。

　　纵行切开甲状腺峡部，解剖观察。在甲状腺两侧叶内侧和甲状腺峡后面，甲状腺假被膜增厚，附着于喉软骨和上位气管软骨，形成甲状腺悬韧带（suspensory ligament of thyroid gland）。喉返神经可穿过甲状腺悬韧带或在其后面经过，注意观察两者之间的关系。

（2）解剖甲状旁腺：甲状旁腺（parathyroid gland）是两对扁圆形小体。切断峡部和一侧叶的血管，去除甲状腺侧叶。其后面的内侧部可见甲状腺上、下动脉的吻合血管，在血管外侧寻找棕黄色的甲状旁腺。甲状腺下动脉发出细小分支至甲状旁腺，循动脉是寻找甲状旁腺的方法。辨认其具体位置：可位于甲状腺侧叶后面的真、假被膜之间；或位于甲状腺实质内；或在假被膜之外的气管周围结缔组织中。

（3）清理去除气管前筋膜，解剖气管和食管的颈段。

（三）解剖胸锁乳突肌区

胸锁乳突肌区（sternocleidomastoid region）即胸锁乳突肌所在的区域。

将胸锁乳突肌向后上翻起，清除沿颈动脉鞘呈链状排列的颈深淋巴结（deep cervical lymph nodes）。颈动脉鞘位于前斜角肌（scalenus anterior muscle）表面。前斜角肌起自第3～6颈椎横突的前结节，止于第一肋前面的斜角肌结节（scalene tubercle）。

1. **解剖颈丛** 在胸锁乳突肌上1/3深面切开椎前筋膜，寻找颈丛，辨认颈丛的皮支。

寻找位于颈动脉鞘与前斜角肌之间的膈神经（phrenic nerve），它发自第3～5颈神经，经前、中斜角肌之间，转至前斜角肌前面向内走行，向下与胸廓内动、静脉（internal thoracic artery and vein）一起进入胸腔。追踪膈神经全程。

2. **解剖颈交感干** 寻找位于颈动脉鞘和颈椎横突之间的颈交感干（cervical part of sympathetic trunk），通常位于颈动脉鞘或颈长肌（longus colli muscle）的筋膜内。交感干在第1肋的前面进入胸腔，沿胸后壁下行。在颈部，有上、中、下3个颈交感神经节（cervical ganglia）。

（1）颈上神经节（superior cervical ganglion）是交感干中最大的，位于颈内动脉和头长肌之间，平对第2和第3颈椎。

（2）颈中神经节（middle cervical ganglion）较小，在环状软骨水平，位于甲状腺下动脉表面。

（3）颈下神经节（inferior cervical ganglion）位于椎动脉后方，第7颈椎横突前方。通常在第1肋前方与第1胸交感神经节（thoracic sympathetic ganglion）融合，形成颈胸神经节（cervicothoracic ganglion），或星状神经节（stellate ganglion），较大，结节状，发出许多分支。

（四）解剖颈根部

颈根部（root of neck）是颈部、胸部和腋区接壤的区域，有进出胸廓上口的结构通过，前界为胸骨柄，后界为第1胸椎体，两侧为第1肋。

1. **解剖胸导管和右淋巴导管**　在断离的锁骨后方，寻找锁骨下静脉（subclavian vein），在胸锁关节后方，与颈内静脉（internal jugular vein）汇合形成头臂静脉（brachiocephalic vein），两静脉汇合处称静脉角（venous angle）。

在左侧静脉角附近寻找胸导管（thoracic duct）：在颈动脉鞘的深面及食管左侧寻找胸导管，追踪至其汇入左静脉角。胸导管较细，管壁很薄，轻拉以免损坏。

在右静脉角处寻找右淋巴导管（right lymphatic duct），该管很细，有时不形成总的导管，各淋巴干直接注入静脉。

2. **解剖迷走神经和右喉返神经**　寻找右颈内静脉和右颈总动脉之间后方的右迷走神经（right vagus nerve），向下经颈内静脉后方、锁骨下动脉第1段前方入胸腔，在此处寻找发出的右喉返神经（right recurrent laryngeal nerve）。观察右喉返神经绕经右锁骨下动脉的下面和后面返回颈部的情况。

追踪左迷走神经（left vagus nerve）向下，经左颈总动脉和左锁骨下动脉之间进入胸腔。

3. **解剖锁骨上淋巴结及膈神经**　去除肩胛舌骨肌下腹以下的颈深筋膜浅层，观察并清除筋膜深面的脂肪组织和沿颈横血管排列的锁骨上淋巴结（supraclavicular lymph nodes）。暴露椎前筋膜，解剖前斜角肌及在其表面斜向下行的膈神经（phrenic nerve）。向下追踪膈神经至锁骨下动、静脉之间进入胸腔。

4. **解剖锁骨下动脉第1段及其分支**　锁骨下动脉（subclavian artery）左侧起自主动脉弓（aortic arch），右侧起自头臂干（brachiocephalic trunk）。在颈根部，锁骨下动脉呈弓形跨过胸膜顶的前上方，经斜角肌间隙至第1肋外侧缘续为腋动脉（axillary artery）。前斜角肌将其分为3段：起始处至前斜角肌内侧缘为第1段；前斜角肌后方为第2段；前斜角肌外侧缘至第1肋外侧缘为第3段。

（1）椎动脉（vertebral artery）在前斜角肌内侧缘向上向内，进入第6颈椎的横突孔；

（2）在锁骨下动脉的下缘与椎动脉起点相对应处，寻找胸廓内动脉（internal thoracic artery），向前下方进入胸腔；

（3）寻找甲状颈干（thyrocervical trunk），清理其分支甲状腺下动脉（inferior thyroid artery）、颈升动脉（ascending cervical artery）、颈横动脉（transverse cervical artery）、颈浅动脉（superficial cervical arteries）和肩胛上动脉（suprascapular artery）；

（4）将前斜角肌拉向外侧，暴露肌肉内侧缘处锁骨下动脉发出的肋颈干（costocervical trunk）。

5. **解剖椎动脉三角**　辨认椎动脉三角（triangle of vertebral artery）的范围，外侧界为前斜角肌，内侧界为颈长肌，下界为锁骨下动脉第1段，尖为第6颈椎横突前结节。再次确认三角内的椎动脉、椎静脉、甲状腺下动脉及颈交感干等。

（五）解剖颈外侧区

颈外侧区（lateral region of neck）位于胸锁乳突肌后缘，斜方肌前缘和锁骨中 1/3 段上缘之间，又称颈后三角（posterior triangle of neck）。肩胛舌骨肌将其分为上部较大的枕三角和前下部较小的锁骨上三角。枕三角（occipital triangle）又称肩胛舌骨肌斜方肌三角，由胸锁乳突肌后缘、斜方肌前缘和肩胛舌骨肌下腹上缘围成。锁骨上三角（supraclavicular triangle）又称肩胛舌骨肌锁骨三角或锁骨上大窝，由胸锁乳突肌后缘、肩胛舌骨肌下腹和锁骨围成。

清理颈后三角的底，从上向下辨认以下肌肉：头夹肌（splenius capitis muscle）、肩胛提肌（levator scapulae muscle）、中斜角肌（scalenus medius muscle），有时在三角的尖端有头半棘肌（semispinalis capitis muscle）。

1. **解剖副神经和颈丛**　将胸锁乳突肌复位，在其上部前缘的深面，辨认副神经（accessory nerve）进入胸锁乳突肌。在胸锁乳突肌后缘上、中 1/3 交界处，寻找副神经，有枕小神经勾绕。追踪副神经向外下方，至斜方肌前缘中、下 1/3 交界处进入斜方肌深面。清理沿副神经排列的副神经淋巴结。

再次确认颈丛及其分支。颈丛皮支在胸锁乳突肌后缘中点穿出，辨认其分支。

2. **解剖斜角肌间隙**　解剖前、中、后斜角肌（anterior, middle, and posterior scalene muscles），均起自颈椎横突，前、中斜角肌止于第 1 肋，后斜角肌止于第 2 肋。前、中斜角肌与第 1 肋之间的间隙为斜角肌间隙（scalene fissure）。观察间隙内有锁骨下动脉（subclavian artery）和臂丛（brachial plexus）通过。

解剖组成臂丛的 5 个根，即第 5~8 颈神经和第 1 胸神经的前支。观察 5 个根组成的上、中、下 3 个干，C_5 和 C_6 形成上干，C_7 形成中干，C_8 和 T_1 形成下干。臂丛经锁骨上三角深部和锁骨后方入腋窝。自臂丛的上干或上干的后股寻找肩胛上神经（suprascapular nerve）；自第 5 颈神经根寻找肩胛背神经（dorsal scapular nerve），两条神经均向后至背部；寻找发自第 5、6、7 颈神经根的胸长神经（long thoracic nerve），沿前锯肌上缘进入腋窝。

在臂丛下方深面，用手指触摸胸膜顶，观察其毗邻关系。

解剖锁骨下动脉。前斜角肌深面为锁骨下动脉第 2 段，经斜角肌间隙进入锁骨上三角的为锁骨下动脉第 3 段，后上方为臂丛，前下方为锁骨下动脉。第 3 段的分支有肩胛背动脉（dorsal scapular artery）、肩胛上动脉（suprascapular artery）和颈横动脉（transverse carotid artery）。

复习要点

1. 颈部的分区。

2. 颈前静脉和颈外静脉的走行。

3. 颈丛皮支的分布，与颈阔肌的位置关系。

4. 颈阔肌、胸锁乳突肌的起止、功能、神经支配和血液供应。

5. 舌骨上、下肌群各肌的起止、功能、神经支配和血液供应。

6. 颈动脉鞘内的结构。

7. 颈袢的位置与组成。

8. 颈外动脉的走行与分支。

9. 甲状腺的位置、形态、毗邻、动脉供应与静脉回流，血管与神经的位置关系。

10. 甲状旁腺与甲状腺的位置关系。

11. 锁骨下动脉的分段，以及其主要分支。

12. 椎动脉三角的边界及内容。

13. 副神经的走行。

14. 颈丛的位置和分支。

15. 斜角肌间隙的位置与内容。

颈部分区（图 12–2 和图 12–3）

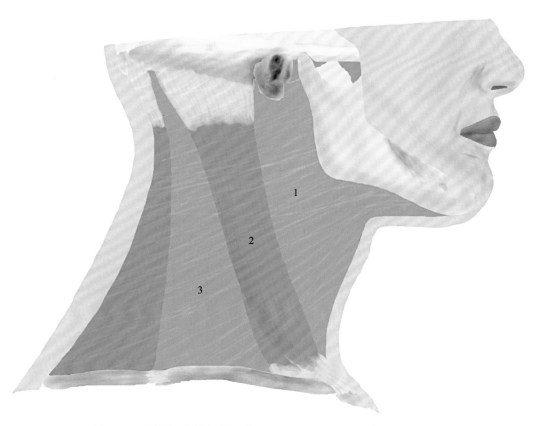

图 12-2　颈部分区（侧面观）[subdivisions of the neck（lateral view）]

1. 颈前区（anterior region of neck）；2. 胸锁乳突肌区（sternocleidomastoid region）；3. 颈外侧区（lateral region of neck）

（范嘉雯　刘津平）

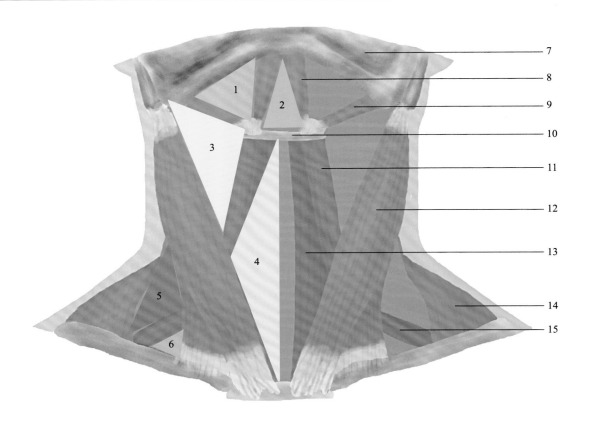

图 12-3　颈部分区（前面观）[subdivisions of the neck（anterior view）]

1．下颌下三角（submandibular triangle）；2．颏下三角（submental triangle）；3．颈动脉三角（carotid triangle）；
4．肌三角（muscular triangle）；5．枕三角（occipital triangle）；6．锁骨上三角（supraclavicular triangle）；
7．下颌骨（mandible）；8．二腹肌（前腹）[digastric muscle（anterior belly）]；
9．二腹肌（后腹）[digastric muscle（posterior belly）]；10．舌骨（hyoid bone）；
11．肩胛舌骨肌（上腹）[omohyoid muscle（superior belly）]；12．胸锁乳突肌（sternocleidomastoid muscle）；
13．胸骨舌骨肌（sternohyoid muscle）；14．斜方肌（trapezius muscle）；
15．肩胛舌骨肌（下腹）[omohyoid muscle（inferior belly）]

（范嘉雯　刘津平）

斜角肌间隙与颈动脉鞘的结构（图 12-4）

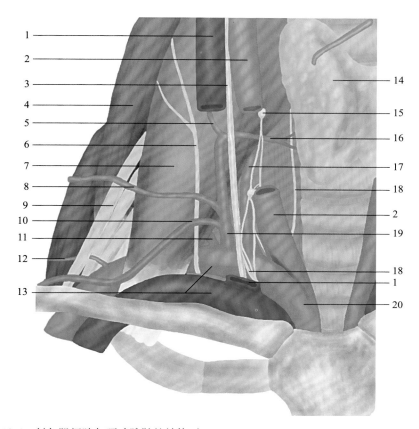

图 12-4　斜角肌间隙与颈动脉鞘的结构（the structure of scalene fissure and carotid sheath）

1．颈内静脉（internal jugular vein）；2．颈总动脉（common carotid artery）；3．迷走神经 [vagus nerve（Ⅹ）]；

4．中斜角肌（middle scalene muscle）；5．颈升动脉（ascending cervical artery）；6．膈神经（phrenic nerve）；

7．前斜角肌（anterior scalene muscle）；8．颈浅动脉（superficial cervical artery）；9．臂丛（brachial plexus）；

10．肩胛上动脉（suprascapular artery）；11．肋颈干（costocervical trunk）；12．肩胛背动脉（dorsal scapular artery）；

13．锁骨下动静脉（subclavian artery and vein）；14．甲状腺（翻开）[thyroid gland（reflected）]；

15．颈中交感神经节（middle cervical sympathetic ganglion）；16．甲状腺下动脉（inferior thyroid artery）；

17．椎动脉（vertebral artery）；18．喉返神经（recurrent laryngeal nerve）；

19．甲状颈干（thyrocervical trunk）；20．头臂干（brachiocephalic trunk）

（滕雅群　刘津平）

甲状腺的血供及相关神经（图 12-5 和图 12-6）

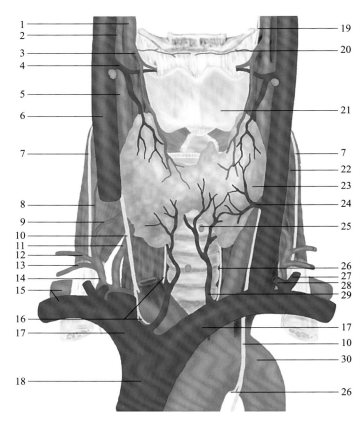

图 12-5　甲状腺的血供及相关神经（前面观）[blood supply and nerves of thyroid gland (anterior view)]

1．颈外动脉（external carotid artery）；2．颈内动脉（internal carotid artery）；3．甲状腺上动脉（superior thyroid artery）；

4．甲状腺上静脉（superior thyroid vein）；5．颈总动脉（common carotid artery）；6．颈内静脉（internal jugular vein）；

7．膈神经（phrenic nerve）；8．颈升动脉（ascending cervical artery）；9．甲状腺下动脉（inferior thyroid artery）；

10．迷走神经［vagus nerve（X）］；11．椎动脉（vertebral artery）；12．颈浅动脉（superficial cervical artery）；

13．肩胛上动脉（suprascapular artery）；14．甲状颈干（thyrocervical trunk）；15．锁骨下动静脉（subclavian artery and vein）；

16．右喉返神经（right recurrent laryngeal nerve）；17．头臂静脉（brachiocephalic vein）；18．上腔静脉（superior vena cava）；

19．喉上神经（superior laryngeal nerve）；20．舌骨下动脉（infrahyoid artery）；21．甲状软骨（thyroid cartilage）；

22．前斜角肌（anterior scalene muscle）；23．甲状腺（thyroid gland）；24．甲状腺中静脉（middle thyroid vein）；

25．气管前淋巴结（pretracheal lymph node）；26．左喉返神经（left recurrent laryngeal nerve）；

27．颈外静脉（external jugular artery）；28．颈前静脉（anterior jugular artery）；

29．甲状腺下静脉（inferior thyroid vein）；30．主动脉弓（aortic arch）

（刘津平）

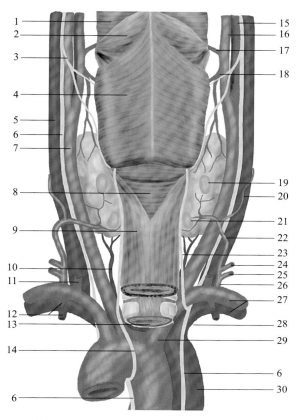

图 12-6　甲状腺的血供及相关神经（后面观）[blood supply and nerves of thyroid gland（posterior view）]

1. 咽上缩肌（superior pharyngeal constrictor muscle）；2. 咽中缩肌（middle pharyngeal constrictor muscle）；

3. 喉上神经（superior laryngeal nerve）；4. 咽下缩肌（inferior pharyngeal constrictor muscle）；

5. 颈内静脉（internal jugular vein）；6. 迷走神经 [vagus nerve（Ⅹ）]；7. 颈总动脉（common carotid artery）；

8. 食管纵行肌缺如的 V 形区内食管环形肌（circular esophageal muscle in V-shaped area of sparse longitudinal muscle fibers）；

9. 食管纵行肌（longitudinal esophageal muscle）；10. 甲状腺下静脉（inferior thyroid vein）；11. 椎动脉（vertebral artery）；

12. 胸廓内动静脉（internal thoracic artery and vein）；13. 气管（trachea）；14. 左喉返神经（left recurrent laryngeal nerve）；

15. 颈内动脉（internal carotid artery）；16. 颈外动脉（external carotid artery）；17. 舌动脉（lingual artery）；

18. 甲状腺上动脉（superior thyroid artery）；19. 上甲状旁腺（superior parathyroid gland）；

20. 颈升动脉（ascending cervical artery）；21. 下甲状旁腺（inferior parathyroid gland）；

22. 甲状腺下动脉（inferior thyroid artery）；23. 右喉返神经（right recurrent laryngeal nerve）；

24. 颈浅动脉（superficial cervical artery）；25. 肩胛上动脉（suprascapular artery）；

26. 甲状颈干（thyrocervical trunk）；27. 锁骨下动静脉（subclavian artery and vein）；

28. 头臂静脉（brachiocephalic vein）；29. 头臂干（brachiocephalic trunk）；30. 上腔静脉（superior vena cava）

（杨　烈　刘津平）

实验十三：面部

一、尸位及体表标志

尸体仰卧位，肩部垫高，使头部后仰。辨认眉弓（superciliary arch）、眶上缘（supraorbital margin）、眶下缘（infraorbital margin）、颧弓（zygomatic arch）、髁突（condylar process）、下颌角（angle of the mandible）及乳突（mastoid process）等骨性标志。

对照颅骨观察眶上孔（supraorbital foramen）、眶下孔（infraorbital foramen）和颏孔（mental foramen）的位置及体表投影。上述3个孔自上而下排列在同一条直线上。

二、皮肤切口

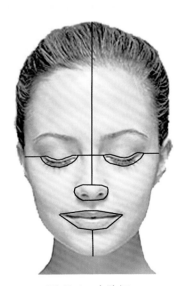

图 13-1　皮肤切口

见图 13-1。

1．自颅顶正中向前下切至鼻背下部，继而转向外，围绕鼻尖、鼻孔做环状切口；沿人中切至上唇唇红上缘；从下唇唇红下缘正中，切至下颌体下缘。

2．沿上唇唇红做弧形切口至口角；沿下唇唇红做弧形切口至口角，与上唇切口汇合。

3．自鼻根水平向外切到眼内眦，沿上睑裂游离缘切至眼外眦，再沿下睑游离缘切至眼外眦，与上睑缘切口汇合，继续向外，切至耳前。

因面部皮肤较薄，故各切口要浅，翻开皮片时勿损伤深面的肌肉。

三、解剖操作

1. **解剖面部浅层结构**   面部皮肤薄；浅筋膜由疏松结缔组织构成；颊部脂肪聚集成团块，称颊脂体（buccal fat pad），又称 Bichat's fat pad。

面肌属于皮肌，起自面颅骨或筋膜，止于皮肤，又称表情肌。清理辨认各面肌。在前额清理枕额肌（occipitofrontalis muscle）的额腹。在眼内眦处辨认睑内侧韧带，清理眼轮匝肌（orbicularis oculi muscle）的眶部和睑部。辨认口轮匝肌（orbicularis oris muscle）。

在鼻外侧的上部找出提上唇和鼻翼的肌，追踪到鼻翼和上唇，勿损伤在其浅面的面静脉（facial vein）。跟踪面静脉至颧大肌（zygomaticus major muscle）深面。清理辨认提上唇肌（levator labii superioris muscle）、颧小肌和颧大肌。

观察颈阔肌（platysma muscle）后部纤维止于口角。在口角下方，清理辨认降口角肌（depressor anguli oris muscle）和其前面的降下唇肌（depressor labii inferioris muscle）。

2. **解剖腮腺咬肌区**

（1）解剖腮腺咬肌筋膜：腮腺（parotid gland）位于面侧区，略呈锥体形，底向外侧，尖向内侧。以下颌骨后缘，或以穿过腮腺的面神经丛为界，将腮腺分为浅、深两部。

腮腺咬肌筋膜是颈深筋膜浅层向上的延续，在腮腺后缘分为前、后两层包绕腮腺，形成腮腺鞘，在腮腺前缘两层融合，形成咬肌筋膜。

咬肌（masseter muscle）为一覆盖下颌支的菱形肌，起自颧弓，止于下颌骨咬肌粗隆。咬肌深部与下颌支上部之间的间隙为咬肌间隙（masseter space），咬肌的血管神经通过下颌切迹进入此间隙。间隙前方紧邻下颌第 3 磨牙，牙源性感染可扩散至此间隙。

在耳郭前方，自颧弓至下颌角切开腮腺表面的腮腺咬肌筋膜，翻起去除，可能见到一些小的淋巴结，即腮腺淋巴结。

（2）解剖腮腺周围结构：在腮腺的上端寻找颞浅动脉（superficial temporal artery）和颞浅静脉（superficial temporal vein）。在血管的后方找出耳颞神经（auriculotemporal nerve），为三叉神经（trigeminal nerve）的下颌神经（mandibular nerve）的分支。在血管的前方找出面神经（facial nerve）的颞支（temporal branches）。

在腮腺前缘，颧弓下方约一横指处寻找腮腺管（parotid duct），又称 Stensen duct，向前横行越过咬肌表面。腮腺管在咬肌前缘呈直角转折，向内侧穿过颊肌（buccinator muscle）。追踪腮腺导管至穿入颊肌处。颊肌位于面颊深部，紧贴口腔侧壁。

在腮腺管上方寻找副腮腺、发自颞浅动脉（superficial temporal artery）的面横动脉（transverse facial artery）和面神经的颧支（zygomatic branches）。在腮腺导管下方寻找面神经的颊支（buccal branches）和下颌缘支（marginal mandibular branches）。

在腮腺的下端找出面神经的颈支（cervical branches）和下颌后静脉（retromandibular

vein）的前、后支。

在腮腺上、前、下三方面的结构依次有：①耳颞神经；②颞浅血管；③面神经的颞支；④面横血管；⑤面神经的颧支；⑥腮腺管；⑦面神经的颊支；⑧面神经的下颌缘支；⑨面神经的颈支；⑩下颌后静脉的前支和后支。

（3）解剖穿过腮腺的血管和神经：穿过腮腺的结构，纵行的有颈外动脉，颞浅动、静脉，下颌后静脉及耳颞神经；横行的有上颌动、静脉，面横动、静脉，面神经及其分支。这些结构由浅入深依次为面神经及其分支、下颌后静脉、颈外动脉和耳颞神经。

1）面神经（facial nerve）在颅外的行程分为 3 段：从茎乳孔穿出到进入腮腺为第 1 段；腮腺内为第 2 段；穿出腮腺后为第 3 段，颞支、颧支、颊支、下颌缘支和颈支 5 组分支自腮腺浅部的上端、前缘和下端穿出，呈扇形分布。

追踪面神经各支到进入面肌处，寻找自颞筋膜穿出的颧颞神经（zygomaticotemporal nerve），为上颌神经（maxillary nerve）中颧神经（zygomatic nerve）的分支。追踪面神经的颧支，翻开眼轮匝肌外侧部，寻找穿出颧骨的颧面神经（zygomaticofacial nerve），为颧神经的另一分支。小心去除咬肌前缘深面填充在下颌支与颊肌之间的颊脂体，追踪面神经的颊支到颊肌，找出与颊支有吻合的颊神经（buccal nerve），为下颌神经（mandibular nerve）的分支，追踪颊神经向后至下颌支前缘。追踪面神经下颌支到降口角肌深面。

细心除去腮腺浅部，追踪面神经各支向后到其本干。追踪的同时，寻找耳大神经（great auricular nerve）和耳颞神经（auriculotemporal nerve）的交通支。耳大神经为第 2、3 颈神经的分支，耳颞神经为下颌神经的分支。继续追踪面神经干到茎乳孔，找出面神经干进入腮腺以前的分支：耳后神经（posterior auricular nerve）及分布至二腹肌后腹和茎突舌骨肌的肌支。

2）继续除去腮腺实质，寻找清理下颌后静脉、颈外动脉和它们的分支。下颌后静脉（retromandibular vein）由颞浅静脉（superficial temporal vein）和上颌静脉（maxillary vein）入腮腺后汇合而成，在颈外动脉浅面下行，分为前、后两支穿出腮腺。前支与面静脉汇合，注入颈内静脉；后支与耳后静脉汇合成颈外静脉。

颈外动脉（external carotid artery）经下颌后窝由深面进入腮腺，在下颌后静脉前内侧走行，在下颌颈平面分为两终支。上颌动脉（maxillary artery）经下颌颈内侧入颞下窝；颞浅动脉（superficial temporal artery）发出面横动脉（transverse facial artery）至颞区。

3. **解剖面动脉和面静脉** 在咬肌前缘与下颌支交点处找到面动脉（facial artery），清理追踪面动脉的分支。在面动脉的后方，解剖观察与之伴行的面静脉（facial vein）及其属支。

将颧大肌、颧小肌和提上唇肌从起点分离向下翻开，清理面动、静脉和它们的分支。寻找面深静脉（deep facial vein），为面静脉越过颊肌时分出，向后穿过脂肪至咬肌的深面。

4. **解剖眶上神经、眶下神经和颏神经** 确定眶上孔（supraorbital foramina）、眶下孔（infraorbital foramina）和颏孔（mental foramina）的位置。分离这些部位的组织，暴露三叉神经（trigeminal nerve）管理面部感觉的神经分支。

在眶上缘内侧部上方距正中线约一指处，分离穿出额肌的滑车上神经（supratrochlear nerve）和血管。解剖自眶上孔通过的眶上神经（supraorbital nerve）和血管。滑车上神经和眶上神经均为眼神经（ophthalmic nerve）的额神经（frontal nerve）的分支。翻开眼轮匝肌下内侧部，寻找穿出眶下孔的眶下神经（infraorbital nerve）和血管，清理它们的分支。眶下神经为上颌神经（maxillary nerve）的分支。切断并向下翻开降口角肌，寻找由颏孔穿出的颏神经（mental nerve）。颏神经为下颌神经（mandibular nerve）的分支。

5. **解剖颞肌及颞下颌关节** 观察颞筋膜（temporalis fascia），在颧弓上方纵行切开，可见此筋膜向下分为两层，浅层附着于颧弓上缘，深层在颧弓深面与咬肌深面筋膜相续。沿颧弓上缘切断筋膜浅层，探查筋膜深层的延续情况，去除筋膜浅层，注意保留颧颞神经（zygomaticotemporal nerve）和颞中动脉（middle temporal artery）。颞中动脉为颞浅动脉在颧弓上方发出的分支，穿颞筋膜进入颞肌。清理颞肌（temporalis muscle），辨认颞肌的边界和肌纤维的方向。颞肌起自颞窝（temporal fossa），肌束呈扇形向下汇聚，经颧弓深面止于下颌骨冠突（coronoid process of mandible）。

把颧弓的前、后端凿断，将咬肌和离断的骨一同向下翻，暴露颞肌在下颌骨冠突的附着点。在颞肌下部的深面寻找向前下走行的颊神经，有时可穿过颞肌，将其与颞肌分离。离断冠突，将颞肌和离断的冠突翻向上方。将颞肌与深面的骨分离，显露颞深神经（deep temporal nerve）和颞深动脉（deep temporal artery），以及穿入颞筋膜和颞肌深面的颞中动脉。

清理颞下颌关节的关节囊，观察颞下颌韧带（temporomandibular ligament），又称外侧韧带（external lateral ligament），去除韧带，打开关节囊，观察关节盘和关节腔的形态。

6. **解剖颞下窝** 颞下窝（infratemporal fossa）在下颌支深面，为上颌骨体和颧骨后方的不规则间隙，容纳咀嚼肌、血管和神经等。

将刀柄自下颌颈和下颌支后缘的深面插入，分离骨与深面的软组织，刀柄向下移动受阻处即为下牙槽神经和血管穿入下颌孔处。剪断下颌颈，在下颌孔平面上方锯断下颌支，去除，显露深面的肌肉、血管和神经。

（1）观察翼外肌和翼内肌：翼内肌（medial pterygoid muscle）起自翼突窝，止于下颌角内面的翼肌粗隆。翼外肌（lateral pterygoid muscle）有两个头，上头起自蝶骨大翼下面，下头起自翼突外侧，两头均向外后方止于下颌颈。

翼内肌与下颌支之间为翼下颌间隙（pterygomandibular space），经下颌切迹与咬肌间隙相通。上界为翼外肌下缘，下界为翼内肌在下颌支的附着处，前界为颞肌和颊肌，后界为腮腺和下颌支后缘，内有下牙槽神经、下牙槽动、静脉和疏松结缔组织。此间隙为下牙槽神经阻滞麻醉药液注射处。

（2）辨认翼静脉丛：翼静脉丛（pterygoid venous plexus）位于翼内、外肌与颞肌之间，收纳与上颌动脉分支伴行的静脉。翼静脉丛向后下汇合成1～2支较大的上颌静脉，注入下颌后静脉。观察后可去除。

（3）解剖上颌动脉及其分支：上颌动脉（maxillary artery）由颈外动脉在下颌颈高度发出，经下颌颈深面入颞下窝，走行于翼外肌的浅面或深面，经翼上颌裂入翼腭窝。上颌动脉以翼外肌为标志分为3段：自起点至翼外肌下缘为第1段；第2段位于翼外肌浅面或深面；第3段位于翼腭窝。清理上颌动脉第1段，找出它的分支下牙槽动脉（inferior alveolar artery）和脑膜中动脉（middle meningeal artery）。追踪脑膜中动脉到棘孔（foramen spinosum），观察耳颞神经（auriculotemporal nerve）两个根包绕脑膜中动脉的情况，追踪耳颞神经，其为下颌神经的分支。

（4）解剖下颌神经及其分支：下颌神经（mandibular nerve）为三叉神经最大的分支，自卵圆孔进入颞下窝，主干短，位于翼外肌深面。寻找位于下颌神经干深面的耳神经节（otic ganglion）和连于耳神经节的小支。耳神经节为卵圆形小体，位于卵圆孔附近，下颌神经发出至翼内肌的分支处。下颌神经发出运动支支配咀嚼肌，感觉支有颊神经、耳颞神经、舌神经和下牙槽神经。

在下颌孔处寻找下牙槽神经（inferior alveolar nerve）和下牙槽动脉，向上追踪至翼外肌下缘。在下牙槽神经进入下颌孔的稍上方，寻找其发出的细小的下颌舌骨肌神经（mylohyoid nerve）。凿开下颌管，追踪下牙槽神经至齿根和颏孔。下牙槽神经和动脉的内面有一薄膜状的小带，自翼外肌下缘露出附着于下颌小舌，为蝶下颌韧带（sphenomandibular ligament）。

在下牙槽神经的前方，翼内肌表面找出舌神经（lingual nerve）。拉舌神经向前，寻找加入其后缘的鼓索神经（nerve of chorda tympani），后者为面神经的分支。

颊神经（buccal nerve）自翼外肌两头之间穿出，在下颌支前缘内侧下行，穿颊肌分布于颊黏膜等处。

7. **解剖翼腭窝** 翼腭窝（pterygopalatine fossa）位于颞下窝内侧，为上颌骨体、蝶骨翼突和腭骨之间的狭窄间隙，有血管和神经通过。

用骨凿和咬骨钳去除蝶骨大翼前外侧部，打开翼腭窝的后壁，注意保留圆孔和棘孔，勿损伤下方结构。

上颌神经（maxillary nerve）自圆孔进入翼腭窝上部，向前走行，向外侧转折，经翼上颌裂（pterygomaxillary fissure）进入颞下窝，之后进入眶下裂入眶。仔细分离上颌神经，在上颌神经干的下方寻找翼腭神经节（pterygopalatine ganglion）（又称蝶腭神经节（sphenopalatine ganglion））及与其相连的小支。翼腭神经节位于上颌神经的下方，蝶腭孔（sphenopalatine foramen）的外侧。它接受上颌神经发出的两条翼腭神经（pterygopalatine nerves），是神经节的感觉根。后部接受翼管神经（nerve of pterygoid canal），是神经节的运动根，在翼管的前端进入翼腭窝。翼腭神经节发出的主要分支有成群的内侧支和降支。内侧支经蝶腭孔进入鼻腔，包括后上鼻神经和鼻腭神经（nasopalatine nerve）。降支是腭神经（palatine nerve），通常有 3 支，经翼腭管下降至腭。向前追踪上颌神经，寻找其发出的颧神经、上牙槽后神经，及其本干的延续即眶下神经。

（1）颧神经（zygomatic nerve）经眶下裂入眶，分为两支颧颞神经（zygomaticotemporal nerve）和颧面神经（zygomaticofacial nerve），在眶外侧壁与底交界处穿入颧骨。

（2）上牙槽后神经（posterior superior alveolar nerve）一般分为两支，在上颌结节（maxillary tuberosity）附近穿入上颌骨内。上颌结节为上颌骨后面下部粗糙的圆形隆起。上牙槽后神经在上颌骨颞下面的小管内弯曲下行，经上颌窦的外侧壁到达上磨牙（molar teeth）根部。

（3）眶下神经（infraorbital nerve）经眶下裂入眶，再经眶下沟、眶下管，由眶下孔穿出。经过眶下管时，眶下神经发出上牙槽神经的前、中部，经过上颌窦骨壁的小管，分布至上切牙（incisor teeth）、尖牙（canine teeth）和前磨牙（premolar teeth）。上牙槽神经也分布至上牙床的黏膜。

追踪上颌动脉（maxillary artery）第 3 段，及其分支上牙槽后动脉（posterior superior alveolar artery）和眶下动脉（infraorbital artery），这些分支均与上颌神经的分支相伴行。

8. 解剖舌下间隙　在正中线稍外侧锯断下颌骨，向上翻开。清理二腹肌后腹（posterior belly of digastric muscle）和茎突舌骨肌（stylohyoid muscle）。追踪面动脉（facial artery）至下颌下腺（submandibular gland）后方，寻找此处面动脉发出的扁桃体动脉（tonsillar artery）和腭升动脉（ascending palatine artery）。追踪下颌下腺深部和下颌下腺导管至下颌舌骨肌（mylohyoid muscle）后缘深面。寻找舌下神经（hypoglossal nerve）上方的舌神经（lingual nerve），及连于舌神经下方的下颌下神经节（submandibular ganglion）。

切断下颌舌骨肌神经（mylohyoid nerve），将二腹肌前腹翻向下方，清理下颌舌骨肌。在下颌舌骨肌起点稍下切断，翻向前下方，勿损伤由下颌骨的内侧面伸展到舌下的口底黏膜。暴露舌骨舌肌（hyoglossus），其前方由上而下有舌下腺（sublingual gland）、颏舌肌（genioglossus）和颏舌骨肌（geniohyoid muscle）；后方由上而下有茎突舌肌（styloglossus）、茎突舌骨韧带（stylohyoid ligament）和茎突咽肌（stylopharyngeus muscle）。舌咽神经（glossopharyngeal nerve）绕过茎突咽肌向前进入舌骨舌肌后缘深面。在舌骨舌肌表面由上而下有舌神经、下颌下神经节、下颌下腺深部和导管及舌下神经等。沿舌骨上缘切断舌骨舌肌，翻向上方，在舌骨大角上方找到舌动脉（lingual artery），向前追踪。分离、清理这些结构。

复习要点

1. 面肌的配布，功能及神经支配。
2. 腮腺的位置、形态及穿过腮腺的结构。
3. 面神经的走行及分支。
4. 面动脉的走行及分支，面静脉的走行及其属支。
5. 咀嚼肌各肌的起止，功能、神经支配和血液供应。
6. 咬肌间隙的位置及内容。
7. 翼下颌间隙的位置及内容。
8. 三叉神经的走行及分支。
9. 上颌动脉和颞浅动脉的走行及分支。
10. 下颌后静脉的走行及属支。
11. 舌下神经、舌神经及舌咽神经的走行。

腮腺及穿经腮腺的结构（图 13-2）

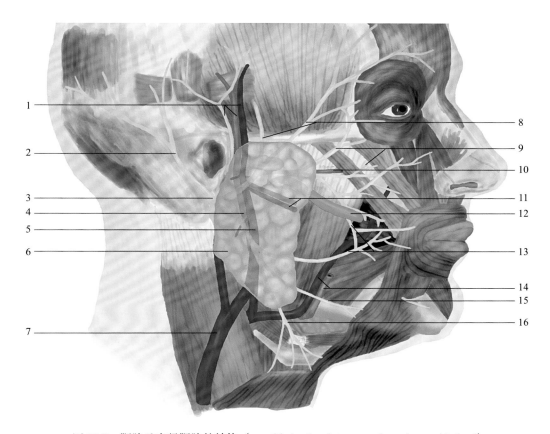

图 13-2　腮腺及穿经腮腺的结构（parotid gland and structure through parotid gland）

1．颞浅动静脉和耳颞神经（superficial temporal artery and vein and auriculotemporal nerve）；2．耳后神经（posterior auricular nerve）；

3．面神经（facial nerve）；4．颈外动脉（external carotid artery）；5．下颌后静脉（retromandibular vein）；

6．腮腺（parotid gland）；7．颈外静脉（external carotid vein）；8．颞支（temporal branches）；

9．颧支（zygomatic branches）；10．面横动脉（transverse facial artery）；11．上颌动静脉（maxillary artery and vein）；

12．腮腺管［parotid duct（of Stensen）］；13．颊支（buccal branches）；14．面动静脉（facial artery and vein）；

15．下颌缘支（marginal mandibular branch）；16．颈支（cervical branch）

（杨　烈　刘津平）

实验十四：颅部

一、尸位及体表标志

尸体俯卧位，辨认乳突（mastoid process）、枕外隆凸（external occipital protuberance）和上项线（superior nuchal line）等体表标志。

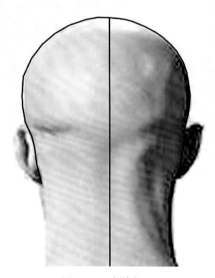

图 14-1　皮肤切口

二、皮肤切口

见图 14-1。

（1）将颅顶正中矢状皮肤切口向后延续到枕外隆凸；

（2）从颅顶正中做一冠状切口向下到耳根上方，再向下切开耳根前、后的皮肤。

翻去头部所有剩余皮片。

三、解剖操作

（一）解剖颅顶部软组织

颅顶的软组织在额顶枕区由浅而深分为 5 层：依次为皮肤、浅筋膜、帽状腱膜及枕额肌、腱膜下疏松组织和颅骨外膜。浅部 3 层结合紧密难以分开，合称为头皮；深部两层连接疏松易分离。在颞区，由浅入深可分为 5 层：皮肤、颞浅筋膜、颞筋膜、颞肌和颅骨外膜。

1. 解剖浅筋膜内结构　浅筋膜内的血管和神经，可分为前、后、外 3 组。前组包括内、外侧两组：内侧组有滑车上动、静脉和滑车上神经；外侧组有眶上动、静脉和眶上神经。后组包括枕动脉和枕大神经。外侧组包括耳前和耳后组：耳前组有颞浅动、静脉和耳颞神经；耳后组有耳后动、静脉和枕小神经。

（1）尸体仰卧位，辨认颅顶肌（epicranius muscle），又称枕额肌（occipito-frontalis muscle），由额腹（frontal belly）、帽状腱膜（galea aponeurotica）和枕腹（occipital belly）构成。枕腹起自枕骨，额腹止于眉部皮肤。追踪额腹向上至颅顶的帽状腱膜前部，帽状腱膜的外侧缘越过颞线向下伸展到颞部。

辨认前组的结构，前组包括内、外两组。在前额辨认已找出的内侧组的滑车上神经（supratrochlear nerve）和滑车上动、静脉，外侧组的眶上神经（supraorbital nerve）和眶上动、静脉。滑车上神经和眶上神经均为眼神经（ophthalmic nerve）的分支。滑车上动脉是眼动脉的终支之一，位于滑车上神经的内侧。眶上动脉是眼动脉的分支，位于眶上神经的外侧。

（2）辨认外侧组的耳前组内结构。外侧组分为耳前组和耳后组。耳前组有颞浅动、静脉（superficial temporal artery and vein）和耳颞神经（auriculotemporal nerve）。

向上追踪面神经颞支（temporal branch of facial nerve），同时修净颞筋膜前部。如果面部解剖时没有找出颧颞神经（zygomaticotemporal nerve）这时可再进行寻找。向上追踪颞浅血管和耳颞神经，追踪时可见包裹在帽状腱膜伸展部中的耳前肌（anterior auricular muscle）和耳上肌（superior auricular muscle），它们有时连成一片，清理这两块肌肉和全部颞筋膜。

（3）将尸体翻转，面部朝下。辨认外侧组的耳后组内结构，耳后动、静脉和枕小神经。在耳郭后面，寻找追踪耳大神经（great auricular nerve）、枕小神经（lesser occipital nerve）、耳后肌（posterior auricular muscle）和耳后动、静脉。耳大神经和枕小神经均为颈丛的分支。耳后动脉发自颈外动脉。

（4）辨认后组的主要结构，枕动脉（occipital artery）和枕大神经（greater occipital nerve）。在枕外隆凸处寻找出由颈部上升的第3颈神经末支。在距枕外隆凸外侧2.5 cm处切开浅筋膜，找出枕动脉和枕大神经，追踪至颅顶。枕动脉为颈外动脉的分支。枕大神经为第2颈神经的后支。

2. **解剖帽状腱膜**　翻开皮肤，辨认帽状腱膜（galea aponeurotica），其为枕额肌中间连接额腹和枕腹的部分。从上向下，清理帽状腱膜的后部和枕额肌的枕腹，勿损伤血管和神经。

在正中线切开帽状腱膜，插入刀柄，探查其下的疏松结缔组织和枕额肌前、后、左、右相连情况。分层仔细观察帽状腱膜、腱膜下疏松结缔组织和颅骨外膜。

腱膜下疏松结缔组织，又称腱膜下间隙，是位于帽状腱膜与骨膜之间的薄层疏松结缔组织。头皮借此层与颅骨外膜疏松连接，故移动性较大，头皮撕脱伤多沿此层分离。间隙内积脓、血时，可蔓延至整个额顶枕区。此间隙内还有导静脉穿过，经导静脉与颅骨的板障静脉及颅内的硬脑膜静脉窦相通，若发生感染，可继发颅骨骨髓炎或向颅内感染，因此，此层被认为是颅顶部的"危险区"。

（二）开颅取脑

1. **锯除颅盖骨**   尸体仰卧，头下放枕木。从枕额肌起止点处切除该肌，暴露颅骨。在颞骨切断颞肌起点，去除颞肌。自眉间至枕外隆凸和两侧耳郭之间冠状切开帽状腱膜，将4片帽状腱膜翻向下。在眶上缘上方1 cm和枕外隆凸上方1 cm的平面上做一水平环形线，沿此线小心逐段锯透颅骨外板、板障和部分内板，深浅以勿伤及脑为适度。撬开颅盖骨，使颅盖内面与硬脑膜分离。掀去颅盖即可见硬脑膜。

2. **打开硬脑膜**   沿正中线由后向前切开硬脑膜（dura mater），可见上矢状窦（superior sagittal sinus），去除血块。观察上矢状窦，前方起自鸡冠（crista galli），与额窦（frontal sinus）内的静脉相交通，有时通过盲孔（foramen caecum）与鼻的静脉相交通。辨认蛛网膜颗粒（arachnoid granulations）进入上矢状窦。

用钝头剪刀在上矢状窦两侧约0.5 cm处，由前向后纵行剪开硬脑膜，勿伤及深面的脑组织。再于上述切口中点，向两侧呈冠状位剪开硬脑膜至耳上方。将4瓣硬脑膜翻向下方。

观察蛛网膜（arachnoid mater），透过蛛网膜及其下隙，可见随软脑膜（pia mater）分布于脑表面的血管。观察来自两侧大脑半球内侧面和外侧面注入上矢状窦的大脑上静脉（great cerebral vein）。切断所有进入上矢状窦的大脑上静脉（superior cerebral veins）。在鸡冠处切断大脑镰（falx cerebri），向后拉，探查位于大脑纵裂深处的胼胝体（corpus callosum）。

3. **取脑**   尸体仰卧，头部移出解剖台边缘，使头自然下垂。一手托住大脑，一手将手指插入额叶（frontal lobe）与颅前窝（anterior cranial fossa）之间，轻轻分离额叶与颅前窝，用力不宜过猛，以免拉断嗅球（olfactory bulb）和嗅束（olfactory tract）。看清嗅球和嗅束后，紧贴嗅球下面切断嗅神经（olfactory nerve，Ⅰ）。

将额叶继续与颅底分开，看清视神经（optic nerve，Ⅱ）、视交叉（optic chiasm）及其后方的漏斗（infundibulum）和后外侧的颈内动脉（Internal carotid artery）后，将刀伸入颅底，紧靠视神经管处切断视神经，然后再切断漏斗和两侧的颈内动脉。在漏斗的后方，可见鞍背（dorsum sellae）及其向两侧突起的后床突（posterior clinoid process），切断位于后床突外侧的动眼神经（oculomotor nerve，Ⅲ）、滑车神经（trochlear nerve，Ⅳ），再切断滑车神经后方的三叉神经（trigeminal nerve，Ⅴ）。

轻轻从颅中窝（middle cranial fossa）拉出颞叶（temporal lobe）前端，再将脑向后拉起，可见分隔大脑半球（cerebral hemisphere）和小脑（cerebellum）的小脑幕（tentorium cerebelli）。小脑位于小脑幕下。

托起枕叶（occipital lobe），可见小脑幕游离缘，即小脑幕切迹（tentorial incisure），与蝶鞍（sella turcica）围成一孔，中脑由此孔向上连接间脑。沿直窦两侧切断小脑幕，注意勿伤及幕下的小脑；再向两侧延伸，沿横窦沟和颞骨岩部上缘，切断小脑幕的附着缘，切断注入直窦前端的大脑大静脉，将大脑镰连同直窦一起拉向枕后。

在颅后窝（posterior cranial fossa）斜坡（clivus）两侧切断展神经（abducent nerve，Ⅵ）。紧靠颞骨（temporal bone）岩部（petrous part）后面，切断面神经（facial nerve，Ⅶ）和前庭蜗神经（vestibulocochlear nerve，Ⅷ）。将刀伸入脑底两侧，依次切断向颈静脉孔（Jugular foramen）汇聚的舌咽神经（glossopharyngeal nerve，Ⅸ）、迷走神经（vagus nerve，Ⅹ）和副神经（accessory nerve，Ⅺ）。在延髓（medulla oblongata）前方，切断舌下神经（hypoglossal nerve，Ⅻ）。

辨认脑桥（pons）腹面的基底动脉（basilar artery），其向下续于成对的椎动脉（vertebral artery）。将刀伸入椎管（vertebral canal），在枕骨大孔（foramen magnum）水平切断脊髓（spinal cord）和左、右椎动脉。

由于小脑幕的中间部和后方的附着缘均已切断，小脑失去了约束而逐渐离开颅后窝。将小脑幕从枕叶与小脑间抽出后，整个脑即可从颅腔内取出。

4. **观察硬脑膜**　观察脑膜中动脉（middle meningeal artery）的入颅部位、分叉高度和前、后支的行径及体表投影。脑膜中动脉为上颌动脉的分支，穿棘孔入颅腔，分前、后两支，紧贴颅骨内面走行，分布于颅骨和硬脑膜。前支在翼点内面走行，颞部骨折时易受损伤，发生硬膜外血肿。

观察大脑镰（falxcerebri）、小脑幕（tentorium cerebelli）、小脑镰（falx cerebelli）和鞍膈（diaphragma sellae）的位置以及附着部位；观察小脑幕切迹与大脑半球颞叶及脑干的关系。

纵行切开上矢状窦（superior sagittal sinus）的全长，观察蛛网膜粒；在大脑镰的下缘内，找到下矢状窦（inferior sagittal sinus）；沿大脑镰与小脑幕相连部切开直窦（straight sinus），至窦汇（confluence of sinuses）；由窦汇向两侧，切开横窦（transverse sinus），再经乙状窦（sigmoid sinus）至颈静脉孔。剖开位于颞骨岩部上缘的岩上窦（superior petrosal sinus）和位于颞骨岩部与枕骨基底部之间的岩下窦（inferior petrosal sinus），观察两者前、后端的联系。它们将海绵窦的血液分别引入横窦和颈内静脉。

5. **解剖颅底内面**　观察各脑神经出、入颅的部位。

（1）解剖颅前窝：去除筛板（cribriform plate）表面的硬脑膜，寻找极为细小的筛前神经（anterior ethmoidal nerve）及其伴行的筛前动脉（anterior ethmoidal artery）。筛前动脉起自眼动脉（ophthalmic artery），筛前神经为鼻睫神经（nasociliary nerve）的终末支，由筛板外缘中部入颅，向前走行，经鸡冠两旁的小孔出颅至鼻腔。

（2）解剖颅中窝

1）解剖垂体：观察鞍膈，将其前后缘切开，可见围绕垂体（pituitary gland, or hypophysis）前后的海绵间窦，它们与海绵窦相通形成一环。切除鞍膈，由前向后将垂体由垂体窝用刀柄挑出，细心去除蛛网膜，分清前、后叶，后叶较小被前叶包绕。

2）解剖海绵窦：海绵窦（cavernous sinus）位于蝶鞍两侧，为硬脑膜两层间的不规则间隙，形似海绵，两侧借海绵间前、后窦（anterior, posterior intercavernous sinus）相连。经过海绵窦内侧壁的结构：颈内动脉（internal carotid artery）和展神经（abducent nerve, Ⅵ）。经过海绵窦外侧壁的结构自上而下有动眼神经（oculomotor nerve, Ⅲ）、滑车神经（trochlear nerve, Ⅳ）、三叉神经（trigeminal nerve, Ⅴ）的眼神经（ophthalmic nerve, V_1）和三叉神经的上颌神经（maxillary nerve, V_2）。

自蝶骨小翼后缘划开硬脑膜，寻找一短而窄的蝶顶窦（sphenoparietal sinus），它通入海绵窦。自颞骨岩部上缘切开小脑幕的附着缘，勿损伤三叉神经，观察岩上窦（superior petrosal sinus），该窦前通海绵窦，后通横窦。

自颞骨岩部尖的前面切除硬脑膜，暴露三叉神经节及眼神经、上颌神经和下颌神经。追踪下颌神经到卵圆孔，并观察穿卵圆孔的导静脉。追踪上颌神经到圆孔，追踪眼神经及其3个分支泪腺神经、额神经和鼻睫神经至眶上裂。保留动眼神经和滑车神经穿过硬脑膜的孔，追踪两神经至眶上裂，动眼神经未到达眶上裂时已分为两支。去除剩余的海绵窦外侧壁，可见窦内有纤细小梁网，网眼内有血块。颈内动脉位于窦内，交感神经丛围绕动脉壁。找出颈内动脉外侧的展神经，并追踪至眶上裂。

3）颅中窝内其他结构：自棘孔处划开硬脑膜，寻找脑膜中动脉（middle meningeal artery）及其分支。将三叉神经节（trigeminal ganglion）自颅底翻转向下，观察三叉神经运动根。

翻起岩部前面的硬脑膜，寻找岩大、小神经。岩大神经（greater petrosal nerve）由面神经管裂孔穿出，向前内行，经三叉神经节的后方至破裂孔，与岩深神经（deep petrosal nerve）会合形成翼管神经（nerve of the pterygoid canal）。岩小神经（lesser petrosal nerve）位于岩大神经的外侧，行向下内，由卵圆孔旁的一小孔出颅进入耳神经节。

（3）解剖颅后窝：切开一侧大脑镰下缘，观察下矢状窦（inferior sagittal sinus）。切开大脑镰附着小脑幕处，观察直窦（straight sinus）。直窦前端接收大脑大静脉，后端一般通入左横窦。上矢状窦、直窦和左、右横窦可能汇合并扩大形成窦汇（confluence of sinuses），位于枕内隆凸附近，并可在颅骨上见一浅窝。自枕内隆凸向外划开横窦（transverse sinus），向下和向前内划开乙状窦（sigmoid sinus）到颈静脉孔（jugular foramen）。观察乳突导静脉开口于乙状窦后壁的中部。去除遮盖颈静脉孔的硬脑膜，勿损伤舌咽神经、迷走神经和副神经。寻找终于颈静脉孔前部的，位于颞骨岩部与枕骨基底部之间的岩下窦（inferior petrosal sinus）。基底窦（basilar sinus）位于颅后窝的斜坡上。切开硬脑膜检查基底窦时，勿伤展神经。

6. 观察脑

（1）观察脑的血管：脑的动脉来源于颈内动脉（internal carotid artery）和椎动脉（vertebral artery），供应大脑的分支主要有大脑前、中、后动脉。在脑底下方，两侧颈内动脉系和椎-基底动脉系相交通，环绕视交叉、灰结节和乳头体周围形成大脑动脉环

（cerebral arterial circle），又称 Willis 环。由两侧大脑前动脉起始段、两侧颈内动脉末端、两侧大脑后动脉，借前、后交通动脉连接而成。

脑的静脉不与动脉伴行，壁薄且无瓣膜，最终汇合成大脑大静脉（great cerebral vein），注入直窦。

（2）观察脑：从外侧面、内侧面和下面观察脑的外形，做水平切、冠状切和矢状切，观察脑的内部结构。

复习要点

1．头皮的结构及其供应血管和神经。
2．枕额肌的结构和功能。
3．硬脑膜隔的位置和形态。
4．硬脑膜窦的位置和引流。
5．颅底内面的孔裂及通过的结构。
6．脑各部的位置与形态。
7．颈内动脉和椎动脉的走行及分支分布。
8．大脑动脉环的位置及结构。

头皮和脑的被膜（冠状面）（图 14-2）

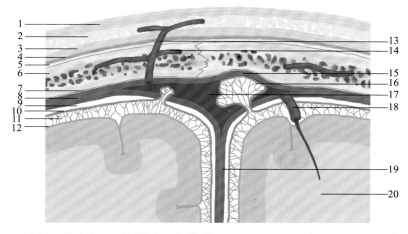

图 14-2　头皮和脑的被膜（冠状面）[scalp and meninges（coronal section）]

1．皮肤（skin）；2．浅筋膜（superficial fascia）；3．帽状腱膜（epicranial aponeurosis）；

4．疏松结缔组织（loose areolar tissue）；5．颅骨膜（pericranium）；6．颅盖（calvaria）；

7．硬膜外隙（opidural space）；8．硬脑膜（cerebral dura mater）；9．硬膜下隙（subdural space）；

10．蛛网膜（arachnoid）；11．蛛网膜下隙（subarachnoid space）；12．软脑膜（pia mater）；

13．导静脉（emissary vein）；14．板障静脉（diploic vein）；15．颗粒小凹（granular foveola）；

16．蛛网颗粒（arachnoid granulation）；17．上矢状窦（superior sagittal sinus）；18．桥静脉（bridging vein）；

19．大脑镰（cerebral falx）；20．大脑半球（cerebral hemisphere）

（杨　烈　刘津平）

大脑动脉环（图 14-3）

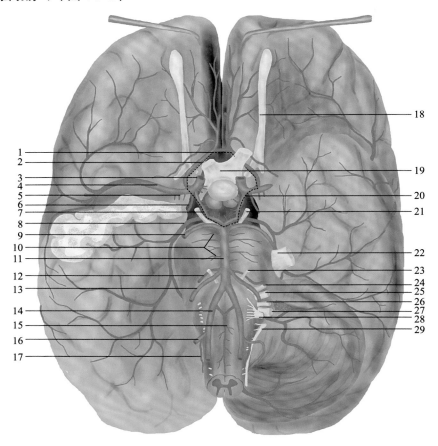

图 14-3   大脑动脉环（下面观）[cerebral arterial circle of Willis（inferior view）]

1．前交通动脉（anterior communicating artery）；2．大脑前动脉（anterior cerebral artery）；3．颈内动脉（internal carotid artery）；

4．大脑中动脉（middle cerebral artery）；5．前外侧中央（豆纹）动脉 [anterolateral central（lenticulostriate）arteries]；

6．脉络丛前动脉（anterior choroidal artery）；7．后交通动脉（posterior communicating artery）；

8．大脑后动脉（posterior cerebral artery）；9．小脑上动脉（superior cerebellar artery）；10．脑桥动脉（pontine arteries）；

11．基底动脉（basilar artery）；12．迷路（内耳）动脉 [labyrinthine（internal acoustic）artery]；

13．小脑下前动脉（anterior inferior cerebellar artery）；14．椎动脉（vertebral artery）；

15．脊髓前动脉（anterior spinal artery）；16．小脑下后动脉（posterior inferior cerebellar artery）；

17．脊髓后动脉（posterior spinal artery）；18．嗅束（olfactory tract）；19．视交叉（optic chiasma）；

20．大脑动脉环（Willis）环（虚线）[cerebral arterial circle（Willis）（broken line）]；

21．动眼神经 [oculomotor nerve（Ⅲ）]；22．三叉神经 [trigeminal nerve（Ⅴ）]；23．展神经 [abducent nerve（Ⅵ）]；

24．面神经 [facial nerve（Ⅶ）]；25．前庭蜗神经 [vestibulocochlear nerve（Ⅷ）]；26．舌咽神经 [glossopharyngeal nerve（Ⅸ）]；

27．迷走神经 [vagus nerve（Ⅹ）]；28．舌下神经 [hypoglossal nerve（Ⅻ）]；29．副神经 [accessory nerve（Ⅺ）]

（杨   烈   刘津平）

参 考 文 献

丁文龙，王海杰，2015．系统解剖学 [M]．3 版．北京：人民卫生出版社．

郭光文，王序，2008．人体解剖学彩色图谱 [M]．2 版．北京：人民卫生出版社．

张绍祥，张雅芳，2015．局部解剖学 [M]．3 版．北京：人民卫生出版社．

NETTER F H，2015．奈特人体解剖学彩色图谱 [M]．6 版．张卫光，译．北京：人民卫生出版社．